学校危機とコンサルテーション

いじめ・虐待・体罰・性的被害・犯罪・事故・自殺

細田眞司（こころの診療所細田クリニック院長）
大西俊江（山陰心理研究所所長）・河野美江（島根大学保健管理センター 准教授）編著

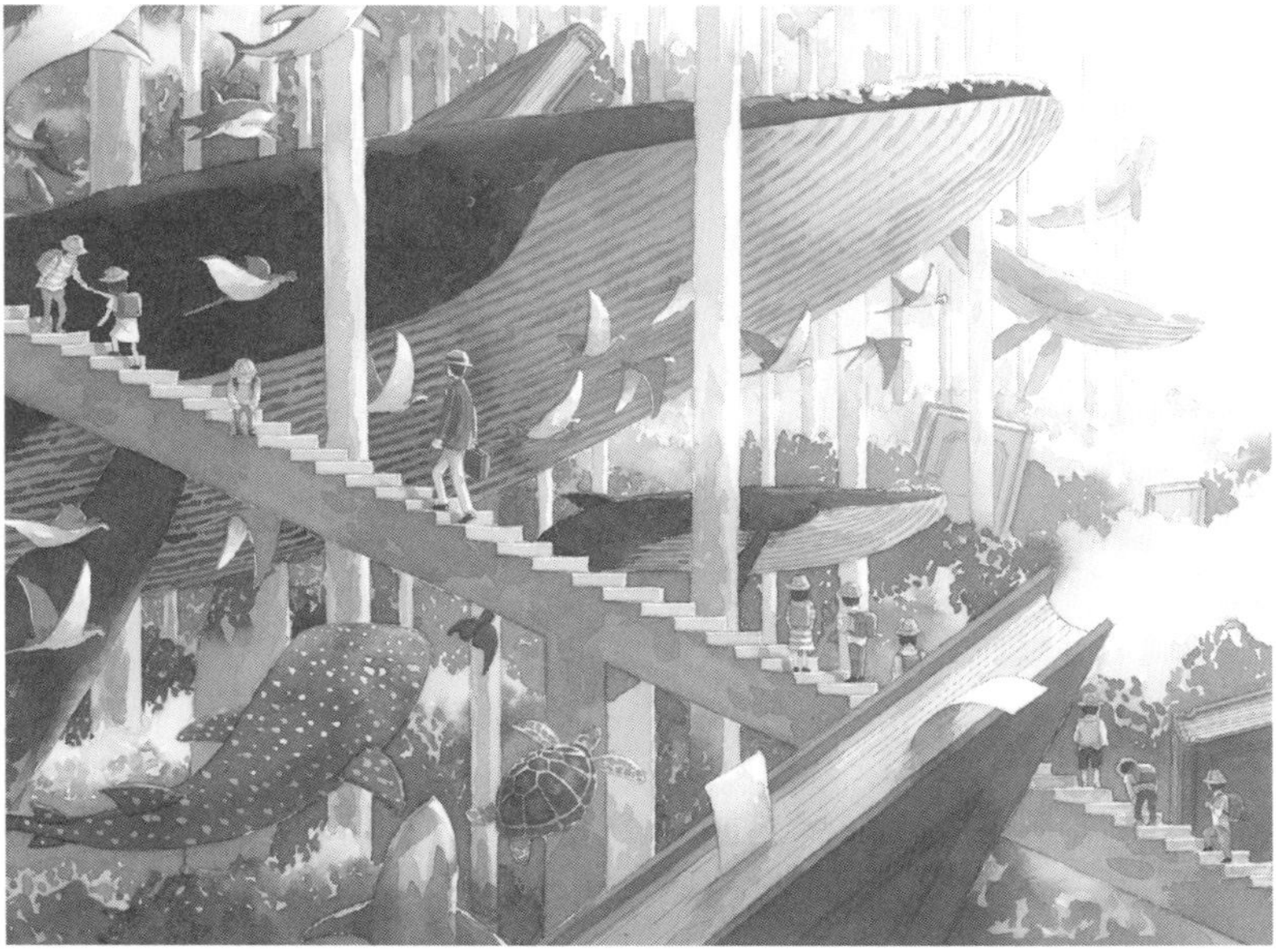

株式会社 新興医学出版社

School Crisis and Consultation

Bullying, Abuse, Corporal Punishment, Sexual Assault, Misconduct, Accidents, Suicide

Edited by

Shinji HOSODA
Toshie OHNISHI
Yoshie KONO

SHINKOH IGAKU SHUPPAN CO., LTD., TOKYO.

Printed & bound in Japan

はじめに

本書は、深刻な危機的問題に直面する教育現場におけるコンサルテーション活動を取り扱っている。本書で取り上げている生徒間の他害行為、性的問題、生徒の突然の死、教師の違法行為などのケースは従来からあった問題ではあるが、今日ほど注目されている時代はない。それは、１９９０年代からの児童虐待、体罰、セクシャル・ハラスメント、犯罪被害への社会的視点の変化と照応していると考えられる。それまでは、「親のしつけ」「指導の範囲」「被害を受ける側にも何か原因があるに違いない」「教師は間違いを起こさない」などとされて、問題の本質が覆い隠されてきたが、当事者やその支援者の活動によって、問題解決のための取り組みが公式化されるようになったためである。

しかし、教育を行う専門家（＝教師、教官）はこれらの危機的問題に対応する専門家ではない。それゆえ、他の分野の専門家のコンサルテーションを受け、対応を行わ

JCOPY 88002-187

ないと間違った対応に陥る危険性がある。また、「自分のところでは起こらない（起こって欲しくない）」と思いたいがために、つい対応が回避的になってしまう傾向がある。そのため、教師も危機的状況であることを感知する能力を養う必要がある。危機的対応は普段の業務と異なるモードで対応を行うことになる。たとえば、虐待と認知したら、児童相談所などに通報する義務が発生する。普段の関係性を飛び越えた行動を要請されるのである。

コンサルテーションの技法では、現場からは特別なケースと感じられる事態に対する対処を指導・助言しながら、同時に次に同じようなことが起きたときには現場が対処できるように促す技法が重要となる。コンサルタントは組織での対応を常に意識し、予防できるように働きかけるべきである。コンサルテーションでは個人と組織・システムの両者に働きかけるのである。

本書では、危機的状況におけるコンサルテーションの概念枠を前半で提示し、後半では事例を中心にその応用を提示している。筆者たちの10年間で１００回に及ぶ事例検討の中から、そのエッセンスを抽出した内容である。現場で地道に活動している人たちのいくばくかの糧になればと願って本書を作成した。なお、事例は匿名性を保つため、改変を行っている。

２０１５年　春　　細田眞司

目次

著者紹介

細田眞司（Shinji HOSODA）：精神科医。１９８３年金沢大学医学部卒業、東京大学精神神経科にて研修。コンサルテーション精神医学分野での論文にて東京大学医学博士取得。虎の門病院、鳥取大学医学部、松江市立病院を経て、２００４年よりこころの診療所細田クリニック院長。現在、日本精神神経学会副理事長、精神神経学雑誌副編集委員長、Psychiatry and Clinical Neurosciences 誌副編集委員長などを務める。

大西俊江（Toshie OHNISHI）：臨床心理士。１９６２年島根大学教育学部卒業、島根大学教育学部教授。２００３年より山陰心理研究所所長。島根大学保健管理センターカウンセラー（併任）、島根県教育委員会スクールカウンセラー（小・中・高校）・スーパーバイザーを経て、現在、私設相談室カウンセラー、私立学校スクールカウンセラー、産業カウンセラー、県立学校教職員メンタルヘルス・カウンセラー。

河野美江（Yoshie KONO）：産婦人科医師、臨床心理士。１９８７年佐賀医科大学医学部卒業、１９９４年医学博士、１９９９年臨床心理士取得。島根大学医学部、松江生協病院産婦人科勤務を経て、２００８年より島根大学保健管理センターに勤務。現在、保健管理センター准教授。

徳岡光子（Mitsuko TOKUOKA）：元家庭裁判所調査官。35年間、関西や山陰の家裁に勤務し少年事件や家

JCOPY 88002-187

事事件を担当。退職後２００３年山陰心理研究所所属。２００８年より公益社団法人家庭問題情報センター松江ファミリー相談室代表として、家庭問題の相談や面会交流の援助活動を行う。

早瀬眞知子（Machiko HAYASE）：臨床心理士。１９７４年立命館大学卒業。国立精神衛生研究所社会復帰部門研究生、私立精神病院、精神科クリニック、東京都杉並区西保健所デイケア、島根県スクールカウンセラーを経て２００５年より島根大学保健管理センター勤務。

浦木恵子（Keiko URAKI）：臨床心理士。１９９９年島根大学大学院修了。適応指導教室指導員、鳥取県男女共同参画センター心理相談員などを経て、現在、鳥取大学保健管理センター、公立小・中学校、私立高等学校のスクールカウンセラーとして勤務。

谷口千枝（Chie TANIGUCHI）：臨床心理士。２００１年島根大学大学院修了。山陰心理研究所所属。単科の精神科病院、精神科クリニック、スクールカウンセラーを経て、現在、松江市立病院勤務。

深石優子（Yuko FUKAISHI）：臨床心理士。１９９９年島根大学大学院修了。山陰心理研究所所属。精神科クリニック、総合病院精神神経科、島根県非常勤スクールカウンセラー勤務などを経て、２０１０年よりこころの診療所細田クリニックに勤務。

蔵あすか（Asuka KURA）：臨床心理士。２００８年兵庫教育大学大学院修了。山陰心理研究所所属。公立小・中学校、私立中・高等学校のスクールカウンセラー、精神科クリニックなどで勤務。

妹尾明子（Akiko SENOO）：臨床心理士。２００５年島根大学大学院修了。山陰心理研究所に所属し、児童養護施設、スクールカウンセラー、精神科クリニック勤務などを経て、現在、岡山大学保健管理センターにカウンセラーとして勤務。

長谷川久美（Kumi HASEGAWA）：臨床心理士。２００７年鳴門教育大学大学院修了。山陰心理研究所所属。鳥取県スクールカウンセラー、障害者福祉センター、精神科クリニック勤務を経て、現在島根県スクールカウンセラー、乳幼児健診発達相談員として勤務。

第1部

コンサルテーションの基本

Chapter 1

危機対応のコンサルテーション

細田　眞司

❖コンサルテーションとは

コンサルテーションとは専門的な事柄に対する「相談」「診断」をいう。コンサルタントはある分野の知識・経験を活かして指導・助言する専門家のことを指す。カウンセリングとの違いは悩んでいる個人の精神的な相談に直接携わるのではなく、その当人を援助する役割にある人物や組織（相談する側＝コンサルティ）に対して助言をすることによって、コンサルテーションを受けた人（コンサルティ）が有効な対応をとれるようにすることである。また、スーパービジョンとの違いは、その分野の専門家を育てる教育における師—弟子のような関係ではなく、対等の立場での契約であり、コンサルティはコンサルタントの助言を採用しない、もしくは、関係を破棄することが容易にできることである。コンサルティはコンサルテーションの過程で身につけた技術、対応力、方針、方策によって、コンサルタントがいなくても他の多くの人や事柄に対処ができるようになるのである。

精神保健分野でのコンサルテーション

精神保健分野のコンサルテーションは、1960年代後半Caplanによって提唱された。提唱以来相当の年月が経っているが、精神保健分野におけるコンサルテーションの重要性が十分に認識されているとは言いがたい。昨今、自殺予防のためのゲートキーパー育成が行われているが、そのゲートキーパーが、相談者への対応について気軽に指導を受けることができるコンサルタントの存在が明確になっていないのが実情である。また、高齢者のグループホームなどでも日々困難な事例に直面するが、適切なコンサルテーションがないために、問題がこじれてからはじめて精神科などへ受診するといったことも見受けられる。スタッフの力量を向上させるためにも、精神保健分野の専門家をまじえたカンファレンスなどの活動が求められている。

教育分野においても、不登校、いじめなどの諸問題がいつになっても減少することがない。以前の経験が活かされていないことが多く、体制のあり方に関わる部分を放置している状況があると言わざるを得ない。

産業メンタルヘルスにおいては、産業医や保健師がいない事業所も多く、また、精神保健分野に関する専門家（嘱託医など）がメンタルヘルスの系統的な活動としてコンサルテーションをしている事業所は一層まれである。嘱託医が精神状態の悪化した人の面接対応のみに傾注し、事業所全体に働きかけるように活動ができていないことも多い。事業主や人事課を含めた組織的な取り組みの方針をコンサルタントは提示する必要がある。

予防の観点

精神保健分野での活動を行うときには、予防の観点が重要になる。第1次予防（健康増進）、第2次予防（早期発見、早期対応）、第3次予防（生活の質の保持、再発・再燃防止）を念頭において活動を行う。学校現場においては、セルフケア、管理・指導する立場の人からのケア（教師、管理職など）、組織内の保健スタッフからのサポート（養護教諭、スクールカウンセラー、学校医、保健師、産業医など）、外部の医療機関や保健機関（児童相談所など）からのサポートを構造的に組織する必要がある。

予防の観点を導入することにより、個人を尊重し連帯感、公平感を保つ人間関係を作りだし、秩序、責任体制の明確な組織によって、その場にいる人々が生き生きと活動できるように働きかけることができる。第1次予防ができていない場では安心して相談できないので、早期発見、早期対応の第2次予防も後手にまわる。さらに、第3

次予防である再発・再燃予防も十分に行うことができず、排除の論理が強く働く危険性が高くなる。また、精神保健分野だけでなく、法律などの専門家との連携ができるように促すことも重要である。

その場の人たちが自ら対応できるようになり、コンサルタントによる助言が最小限ですむようになることがよいコンサルテーションといえる。

❖医療現場における精神科コンサルテーションとの違い

総合病院などにおける精神科コンサルテーションと精神保健分野では、実地上の相違がいくつかある。1つは、依頼状がない場合が多いことである。精神科コンサルテーションでは依頼科の医師からの依頼状があり、それに返事をする形式の書面が用意されている。ところが、精神保健分野ではそのような書面がないことが多い。そのため、誰が何に困っており何を求めているのかが不明確であることが多い。そのため、コンサルタントは誰がコンサルティでどのような問題があるか、そして何を目標とすべきかを明確にする作業から仕事をはじめる必要がある。場合によっては、自分の分野ではないことを依頼されたり、その問題についてもっと的確な役割を果たせる人物がいる場合がある。コンサルタントはそのような場合には適切な相談相手を指し示す必要がある。また、依頼が過大であったり、逆に限定・矮小化されていることがある。依頼目的を再設定することが最初の仕事になる場合もある。

また、医療現場における精神科コンサルテーションでは互いの専門性が明確であり、医療という1つの土台の上に医師、看護師、ケースワーカー、理学療法士などによるチーム医療の枠組みがはっきりしており、医師の指示に従って行動することがスタッフに訓練されている。ところが、精神保健分野では基礎的な理論枠が異なっていることが多い。コンサルタントを使うルール作りをコンサルティと相談しながら、その現場にあった相談の仕方を習得してもらうことが必要になる。

❖コンサルタントはコンサルティの領域では素人

コンサルテーション活動を行う際に重要なことは、コンサルティの優先目標（プライオリティ）は精神保健活動ではないという点である。つまり、教師であれば教育が、企業であればよい製品作りや利潤の追求が、内科医であればその疾患の治療成績がプライオリティとなるであろう。コンサルタントはその意味ではコンサルティの分野においては素人である。しかし、コンサルティの業務の詳細を知り、素人すなわち外部性の目と言葉で解釈することによってはじめてコンサルティとのコミュニケーションが成立し、役に立つアドバイスが可能となる。コンサルタントが非専門家として素直に疑問に感じたり、理解ができないことが問題の核心であることが多い。わからないこと、疑問に感ずることを問うことによってはじめてコンサルティの直面している課題が明確になり、そのことでコンサルティはわかってもらえたと感じる。現場の業務の流れ、組織の成り立ち、コミュニケーションの仕方などを理解することによって、有効な方策を提示でき、コンサルティがコンサルタントの提案を試みる気持ちになれる。コンサルタントは精神保健分野での有効な方策を知っているが、それを杓子定規に導入しては現場に混乱を引き起こす危険性が高い。

❖危機対応のコンサルテーション

常駐型

スクールカウンセラーや事業所健康管理室のメンタルヘルス嘱託などのようにその現場に日頃からかかわっている場合には、予防の観点から危機的サインの発見の仕方、危機的な事由が起きた場合の対応について管理的立場の人や精神保健を担うスタッフとの協議を行う。今まで起きたことがないことであると、まるで他人事のように感じてしまうので、他の事例、行政の諮問報告、報道などをチェックし、情報を提供した上で対応を協議し、マニュアルなどを確認しておくとよい。いざというときに初動が適切に行えると、その後の対応がきわめてスムーズに進む。

スポット型

学校などへの緊急支援では外部からの派遣であることが多く、コンサルティは何を求めてよいかさえわからないことが多い。危機的な事態に混乱をしている現場では外部からの関与に対して警戒的になりやすく、リーダーとの葛藤も起きやすい。最初に現場のリーダー（例：校長）と目標を明確にし、現場の人たちの力が発揮できるよう援助することの重要性を確認する。精神保健分野のスタッフ（例：養護教諭など）との面接を行い、これまでの現場での取り組みを知り、何を行うべきかの方針を明確化する。

❖関与しながらのコンサルテーション

精神保健におけるコンサルテーションでは、精神的な危機状況にある人を援助しながらコンサルティへのコンサルテーションを行うことが多い。生徒への面接を行う中で学校として取り組むべき課題を抽出して適切な対応や体制作りを促す。自己が動くことによって起こる変化を評価して関与の仕方を変化させるといった柔軟な態度が要求される。

誰がコンサルティか

コンサルテーションの現場では、誰がコンサルティであるかあいまいになることがしばしば起こる。教育委員会から派遣された危機対応チームを例にとれば、教育委員会がコンサルティなのか、校長がコンサルティなのかさえ明確にできず錯綜した人間関係に翻弄されてしまうことがある。誰が援助を本当に求めているかを明確にした上での関与が重要である。ある場合には、コンサルテーションを欲していないのに「見せかけの歓迎」をする組織もある。その場合にはその矛盾にことの本質がみえてくることもしばしばである。

❖組織の見立て

コンサルテーションを行う場合には組織の見立てが重要である。組織の各々の役割を担う人が十分に機能し、能力を発揮できているかを見立てる。人間関係の錯綜している場合には、その関係を十分に配慮して関与の仕方を組み立てる必要がある。コンサルティの立場がその組織で困難になっていることもある。

例：養護教諭の意見が管理職や生徒指導担当教諭の考えに反映されなかったり、重要な会議に参加要請がなかったりといったことが起こりうる。そのコンサルティに組織の中でどのようなアプローチや意見を出すことが有効であるかを助言することもコンサルタントの重要な役割となる。

◆中心的な役割を果たす人との協働

コンサルテーションを行う際に、その組織の中心的な役割を果たす人との協働が必要である。コンサルティが課題の中心的な役割を担う立場でない場合やその機能を十分に果たしていない場合にはこのことが特に重要となる。

例：統括責任者の校長がコンサルティである場合、学年指導の教師や担任などが中心的な役割を果たさないと生徒へのアプローチが十分にできない。その場合には、全体の方針を校長（コンサルティ）と合意した上でその教師との協議を十分に行い、各教師や支援者の役割と活動範囲を明確にする。さらに、中心的な役割の人が関係者とのミーティングの開催など活動をコーディネートできるよう、コンサルタントが促していくことが重要である。

❖コンサルテーションの評価と方針の見直し

コンサルテーションがどのように効果を上げたかを評価し、その都度方針の修正、見直しを行うことが必要である。働きかけの過程においても、コンサルティが気づいていること、不安になっていること、改善してほしいことなどを聴取し、それを反映していく。チームで危機対応の支援を行っている場合には、支援チームのミーティングは少なくとも1日1回は行い、方針の策定、見直しを行う。

❖混乱の中で可能性を創造する

危機の中にある組織は混乱し機能を十分に発揮できない状況にあるため、それまで組織内にあった潜在的な問題点が噴出することが多い。その組織のいわゆる「病理」を明確にするとともに、その組織のもつ本来の力を評価し、新たな可能性を創造できるように促す。

□参考文献

（1）Caplan G：The Theory and Practice of Mental Health Consultation. Basic Books, New York, 1970
（2）Brigman G, Mullis F, Webb L, et al.：School Counselor Consultation. John Wiley& Sons, New York, 2005（谷島弘仁 訳：学校コンサルテーション入門．金子書房，東京，2012）
（3）Glickman L S：Psychiatric Consultation in The General Hospital. Marcel Dekker, New York, 1980（荒木志朗，柴田史朗，西浦研志 訳：精神科コンサルテーションの技術．岩崎学術出版社，東京，1983）
（4）家近早苗，石隈利紀：中学校における援助サービスのコーディネーション委員会に関する研究．教育心理学研究 51：230-238, 2003
（5）小林朋子，庄司一子：コンサルテーションにおいてコンサルタントに求められる姿勢とスキル．障害理解研究 9：37-48, 2007
（6）小林朋子：子どもの問題を解決するための教師へのコンサルテーションに関する研究．ナカニシヤ出版，京都，2010
（7）熊倉伸宏：メンタルヘルス原論．新興医学出版社，東京，2004
（8）皆川邦直：地域精神医療における精神保健コンサルテーション．精神医学 39：855-862, 1997
（9）野々村説子：学校教師へのコンサルテーション．心理臨床学研究 19（4）：400-409, 2001
（10）津川秀夫：ブリーフセラピー・モデルによる学校コンサルテーション．心理臨床学研究 21（1）：45-55, 2003
（11）鵜養美昭：教師へのコンサルテーション活動の現状と課題．精神療法 22（4）：381-388, 1996
（12）山本和郎：危機介入とコンサルテーション．ミネルヴァ書房，京都，2000
（13）吉川悟：学校精神保健のサポート方法としてのシステムズ／コンサルテーション．家族療法研究 17（3）：238-247, 2000
（14）Zusman J, Davidson D L：Practical Aspects of Mental Health Consultation. Charles C Thomas, New York, 1972（佐藤壱三 監修，米澤照夫，妹尾英男 訳：精神衛生コンサルテーション：地域精神医学の方法論．国際医書出版，東京，1977）

Chapter 2

緊急支援・危機対応の実際

大西　俊江

今日、スクールカウンセラー（ＳＣ）は世間にかなり広く知られるようになり、学校現場では教師とは異なった視点で、児童・生徒を理解し支援していく重要な役割を担っている。

ＳＣは１９９５年からいじめ・不登校への対策のひとつとして公立の学校現場に派遣されるようになった。当初はごく限られたわずかな学校で、ＳＣも、受け入れる学校側も何をどうしたらいいのかわからない状態で、試行錯誤の活動としてスタートした。２０００年までは単独校に対する2年間の調査研究委託事業であり、週8時間の勤務という厳しい制限のある中で、ＳＣ一人ひとりの工夫や経験の積み重ねとＳＣ同士の経験交流の場（日本臨床心理士会主催の全国研修や各県臨床心理士会主催の研修会など）を通してＳＣ活動について学び、実践を積んできた。２００１年度から5年かけて公立の中学校全校にＳＣが配置されるようになり、１９９５年のＳＣ制度開始から20年近くを経過して、さらにＳＣに求められるニーズと期待は高まってきており、活動内容も多岐にわたってきている。

ちなみに、ＳＣ制度は、当初文部科学省（当時文部省）の事業としてスタートし、経費全額が国庫負担であったが、その後予算措置が減額され、各都道府県に主体が移行してきている。したがって、ＳＣ制度は各都道府県の教育委員会の施策により、その充実度に違いがみられるし、都道府県単位ではなく市町村単位によっても異なっている。

学校における緊急支援活動―島根県の場合―

ＳＣ導入期の活動内容としては、不登校、いじめなど、悩みを抱えている児童・生徒や保護者への個別カウンセリングや教師に対するコンサルテーションが中心的な活動であった。その後、学校現場でかなりの頻度で発生する危機的場面や緊急事態に対する支援（心のケア・心理教育など）がＳＣに要請されるようになってきた。実際にＳＣが限られた勤務時間内で個別のカウンセリングを行うのみでは効率的ではなく、むしろ問題を抱えた児童・生徒にかかわる教師に対して臨床心理の専門家としての視点でコンサルテーションを行うことが有効であることがわかってきた。

このような中で、新たな活動として危機対応、緊急支援が求められるようになってきた。危機的事態、予測不可能な事件・事故・災害に直面すると、人は誰でも大なり小なりショックを受ける。これは異常な事態における正常な反応であり、急性ストレス反応・トラウマ反応が生じるといわれているが、その初期の適切な対応が、その後のＰＴＳＤ（外傷後ストレス障害）発症を防いだり、軽減したりできることが明らかになってきた。

トラウマ反応が注目されるようになったのは、日本では、地下鉄サリン事件、奥尻島地震、雲仙普賢岳噴火、阪神・淡路大震災などの被害・被災の頃からである。特に、心理的支援の必要性について強調されるようになったのは、阪神・淡路大震災以後で、被害者や被災者への心理的支援（心理教育や心のケア）の歴史はまだ浅い。２０１１年3月11日に発生した東日本大震災による被害は甚大で、直後から現在に至るまで心のケアとして、臨床心理士も継続的に支援のため派遣されている。

島根県においては臨床心理士として学校現場の緊急支援活動を最初に行ったのは筆者らが最初であろう。２０００年、中学生が校舎3階から転落するという事故が起こり、筆者らに生徒たちへの心のケアの要請があった。当時、その学校にはまだＳＣは配置されておらず、緊急支援のみの活動であったが、緊急支援の実際を経験して、多くの学びと課題が明らかになった。それから現在に至るまで、年間を通して多くの危機的事態が発生し、緊急支援の要請に応じてきた。

島根県教育委員会では、２００3年度より、生徒指導推進室（２０１3年度より子ども安全課）に2～3名の臨床心理士がスーパーバイザー（ＳＶ）として配置されるようになった。ＳＣ担当の指導主事（教員）とＳＶが協力して、ＳＣをサポートしていく体制が確立された。特に新人ＳＣの研修や、派遣先の学校に出かけて行き、ＳＣ活動について助言したり、事例検討に参加して、ＳＣ活用を促進することなどに力を入れた。

また、ＳＶの大きな任務の１つに緊急支援活動があるが、この件数は年を追うごとに増加している。突然発生した予期せぬ事態によって学校が混乱に巻き込まれているときに、外部の専門家が支援にかけつけ、適切な初期対応がなされることで、児童・生徒、教師、時には保護者は安心し、早期に日常を取り戻すことができるようになる。

❖緊急支援活動の特徴と課題

筆者らはおよそ10年の間に、多くの緊急支援活動を体験した。振り返ってみると、反省すべきことも多い。実践の積み重ねによって、課題を整理し、次に活かすための教訓も得た。

緊急支援の特徴と課題について大まかにまとめてみた。

先に述べたように、思いがけない事態に直面したときに、個人差はあるにせよストレス反応（急性ストレス反応）が生じるのは、一般的に正常な反応であり、時間経過とともに落ち着いていき、日常生活を取り戻すようになってくる。しかし、ショックが大きかったり、初期の対応がうまくなされていなかったりすると、時に不安定な状態が長引き、ＰＴＳＤ（外傷後ストレス障害）またはそれに類似する病態を発症することがあるといわれている。緊急支援で行うことは、初期の対応（全体的、個別的）を行うことと、対処について児童・生徒、教職員や保護者に伝えて、できるだけ早期に心身の安定を図ることである。

緊急支援にあたっては、福岡県臨床心理士会編「学校コミュニティへの緊急支援の手引き」などで基本を学ぶべきであるが、緊急支援の実際は、まさにケース・バイ・ケースである。どのような緊急事態なのか（事件・事故の状況、児童・生徒への影響の度合い）、学校の混乱状況はどうか（学校規模、教職員の凝集性など）、管理職はじめ教職員の認識はどうか、共通理解が得られているかなどによって、支援の取り組みは異なってくる。まずは適切な見立てを行って、早急に、独自の支援プログラムを立てていくことが重要である。

筆者らの緊急支援の実践を通して浮かび上がってきた、考慮すべき点や課題は以下の通りである。

当該校からの緊急支援要請の有無―学校から主体的に支援要請があったかどうか

学校から支援要請があった場合、学校側の受け入れはよく、支援活動プログラムが立てやすい。しかし、時には管理職と一般教員との間に認識のずれがあることもあって、支援の必要性について共通理解を得るのが難しいこともある。

また、学校からの支援要請がなく、しかし事態の重大さから支援が必要であると考えられるときには、生徒指導推進室から当該校にその旨を伝え、支援を行うこともある。このような場合は、当然ながら学校の受け入れはよくない。具体的な支援計画を立てて、見通しをもって進めていくことが困難である。

保護者や世間から子どものケアについて追及されて、やむを得ずＳＶが派遣される場合もある。アリバイ作りとも思われる状態で、とにかく子どものケアを専門家にしてもらっているという事実先行で、支援者に依存的な場合もある。

せっかく支援を進めても、ほとんど活動ができず、学校に待機しているだけで徒労感ばかり大きかったということもあった。事前に誰が、どのような支援を求めているのかを把握しておくことが必要である。

教員への心理教育を実施

日常的に児童・生徒にかかわっている教師は、彼らの変化にすばやく気づくことができる。したがって、教師がまず事態を客観的に認識することが望まれる。子どもたちへのケアに先立って、教員に心理教育を実施できると、その後の支援はやりやすい。心のケアは子どもたちが対象であって、教員にその必要はない、ショックなど受けていないという考えが強く、教員に対して心理教育を実施しにくいことが多い。緊急支援をはじめたらできるだけ早い時期に職員会議を開いてもらい、事態の把握とそれまでの経過の共有を行い、支援者側から支援のプログラムの説明をし、心のケアとはどうすることなのかを教職員全員に理解してもらうことが望ましい。

緊急支援派遣の必要性の有無

外部からの支援が必要かどうかの見立てを誰がするか。前述の通り、派遣される支援者としては、支援に出かける前に、どのような事態なのか、直接出向く必要があるかどうかについての情報を把握し、支援活動をはじめた方がよいと考える。事態によっては、または隔地のため学校に出向くことが難しい場合には、児童・生徒に直接かかわる教員（担任・養護教諭）と直接電話で話し合ったり、助言したりすることで危機的状況を乗り越えたこともある。そのためにも、支援する側は緊急支援に必要な資料などを常備しておくとよい。

緊急支援は複数で対応するのがベター

緊急支援は、基本的には複数で対応するのがよい。特に混乱状態の現場に出かけると、支援者自身もその混乱に巻き込まれやすい。支援チームとして複数で相談し合い、客観的に状況を判断し、支援を行うことでより効果的な支援ができる。

緊急支援に行くときに心がけておくべきこと

当該学校を絶対に責めないこと。混乱の渦のなかで、教職員はストレスを感じていて当然という立場に立ち、支援者はまずは労いの気持ちで教職員に接することが大事である。

支援者はできるだけ予断をもたず「現場に行ってみなければわからない」という思いで現場に駆けつけたい。支援者としての方針を押し付けないで、しかし、客観的な判断、見立てをしっかりもって、そのことを丁寧に伝える。誰がもっとも影響を受けているのか、どのように援助するのがよいのかなどを観察しながら、変化する事態にも柔軟な対応ができるような余裕をもつよう心がけたい。学校のニーズを受けとめ、無理強いはしない。また、支援者としては適切な支援ができていないという思いはあっても、冷静に支援の要請を待つ姿勢を大切にしたい。

JCOPY 88002-187

緊急支援を受ける側が留意すること

これまで主として緊急支援にかかわる支援者を対象として述べてきたが、以下は当該校の立場（支援を受ける側）として緊急支援における留意事項をまとめた。このことは支援者も認識しておく必要がある。

事件・事故の発生直後の対応

1. 管理職がすべきこと

①事実の確認

教職員、児童・生徒、保護者に何を、どのように、どこまで伝えるのかを検討して、文書化する。公表してよいことと差し控える必要のあることを明確にしておく。

例：自死については、保護者が亡くなった原因を自死として公表したくない場合、誰にどこまで事実を伝えるのか、また生徒にはどのように話すのかをあらかじめ検討する必要がある。

②情報の共有

教職員には、守秘義務を共有するという前提で、事実を明確にできるだけ早急に伝える。事実を隠蔽することで、教員間の不信感、不安、憶測などが生じ、一致団結して事態に直面することが困難になるからである。

③緊急支援の要請

校長は教育委員会に連絡し、できるだけ早急に支援を依頼する。

④緊急支援会議

支援専門家を含めて校内に支援チームを作り、支援のプログラムを検討する。

2. 教職員がすべきこと

①事実関係の共有

②心理教育の実施

ストレス反応の認識と心のケアの仕方について理解し、教職員自身がまず体験しておくとよい。

（ｉ）直接関係の深い教職員

ショックが大きい場合は優先的に心のケアを心理の専門家から受ける。教員自身が不安定では、子どものケアを担当するのは困難なので、他の教員に任せる方がよい。

（ii）関係が薄い教職員

自分自身の体験、感情を基準にして、大したことではないと推測し、心理教育を軽んじることがないように留意する。むしろ、冷静に事態を把握し、学校全体の動揺、混乱の度合いを判断し、影響の大きい子どもや同僚についてサポートする。

（iii）養護教諭

平素から心理教育について理解しておくこと。特にショックの大きい子どもには個別の対応をし、必要ならば専門家につなぐ。担任、保護者への連絡、管理職をはじめとして教職員との連携を図る。

例：ある中学校で、生徒が部活動中に心肺停止するという事故が起こったとき、全校生徒に養護教諭から心理教育の話をしてもらったことが効果的だった。見知らぬ校外の専門家が生徒に話すよりも、平素から見知っている教員から、子どもたちにわかりやすい言葉で話したことで安心感を与えた。

管理職が事件について教職員と情報共有する場合の留意点

公表できることを文書化し、それに沿って正しい情報（その時点でわかっていること、まだ不明なことなどを明確に）を教職員に伝える。守秘義務の共有についても伝えておく方がよい。

学校側が事件・事故について保護者に説明する場合の留意点

ＰＴＡ役員会を早期に開催し、事実および経過について報告し、保護者会の進行についての意見を聞いておく。

例：生徒の転落事故が起こった学校で、ＰＴＡ会長が司会・進行を務めたため、保護者と学校が対立関係にならず、建設的な意見を交わすことができた。保護者も一緒になって、子どものケアにあたろうという雰囲気が強まった。

事実関係を伝えるとき、誠意のこもった毅然とした姿勢で、伝えられることと、伝えられないことを明確に説明する。あいまいに言葉を濁した表現は保護者に不信感を抱かせかねない。

例：ある学校で教師の不祥事が発覚したときの保護者会では、事実関係、経過説明があいまいであったため、学校・教員に対する怒り、不信感などがぶつけられ、騒然とした雰囲気になった。

児童・生徒をケアする場合の留意点

全校集会で心理教育が行われた場合も、クラスに帰って再度担任から話すのがよい。その際に、担任がクラスの生徒の言動をよく観察する。また、副担任も子どもたちの表情がよくわかる位置に立ち、一人ひとりの様子を把握するのがよい。できるだけ複数の教員がかかわり、気になる児童・生徒には個別に話を聞く必要がある。特に、反応が大きい場合は、保健室につなぎ、養護教諭か心理の専門家にケアを依頼する。

教職員をケアする場合の留意点

一般に教員は「自分は大丈夫」という人が多い。前述した通り児童・生徒の心情を受けとめていくためにも、まずは教員の心理教育が優先されるべきである。事件・事故の影響が大きい場合は、小グループのミーティングを実施し、教員が感情や体験を吐露することで、落ち着きを取り戻し、子どもたちにもしっかりと対応できるようになる。

保護者をケアする場合の留意点

できるだけ早期に、保護者会を開催する。会に出席できなかった保護者に対しては、心理教育に関する文書を配布し、説明をする。子どものことで心配なことがあれば、担任または養護教諭に連絡をしてもらうよう伝える。必要に応じて、クラスまたは学年保護者会を開催する。

保護者に通知文を出す基準と内容について

何をどう伝えるかを慎重に検討する。抽象的な表現は避ける。また、直接児童・生徒にかかわる出来事である場合、保護者宛に出す文書については当該保護者の了解を得る必要がある。

例：交通ルールを守って歩いていた子どもたちが、事故に巻き込まれた。その後、学校から「交通安全に気をつけるように」という文書が出され、物議をかもしたことがあった。

報道機関への対応について

報道機関への対応は定式化し、教育委員会が管理職を支援することが望ましい。子どもたちを巻き込んだり、教職員が混乱しないためにも、教育委員会が壁となるべきである。窓口を一本に絞る。記者クラブをはじめとしたマスコミへ教育委員会から報道による二次被害を発生させないよう配慮を申し入れるとよい。

例：生徒の起こした事件に対して、学校を特定されないよう教育委員会がマスコミ対応を行ったのはよかった。一方、別の事例では生徒の事故が発生したときに、校長が取材により足止めされ、緊急職員会議の開催が遅れてしまったこともあった。

まとめ

筆者らは、これまでに多くの緊急支援にかかわってきた。以上にまとめてきたように、事件・事故の特性により、支援活動は基本的にはケース・バイ・ケースであるが、実践を通して共通点も明らかになってきている。それらをまとめて伝えていくことは、今後の緊急支援活動に役立つものと考える。

□参考文献

（1）大西俊江，早瀬眞知子，多久和祥司：学校における緊急支援の取り組み―生徒の転落事故に直面した学校に対する臨床心理士の援助―．島根大学教育臨床総合研究 1：33-47, 2002
（2）大西俊江，早瀬眞知子：スクール・カウンセリング場面での危機対応．臨床心理学 9（2）：199-203, 2009
（3）福岡県臨床心理士会 編：学校コミュニティへの緊急支援の手引き．金剛出版，東京，2005
（4）外傷ストレス関連障害に関する研究会，金　吉晴 編：心的トラウマの理解とケア第2版．じほう，東京，2006
（5）佐藤由佳利：危機状況への支援．伊藤美奈子，平野直己 編：学校臨床心理学・入門―スクールカウンセラーによる実践の知恵．有斐閣，東京，pp167-184, 2003

Chapter 3

いじめへの対応

大西　俊江

いじめの問題が社会問題として大きく取り上げられるようになったのは１９８０年代からである。筆者は、１９８０年代のはじめに、大学の学生相談で「対人関係がうまくいかない」とか、「人が信じられない、友人ができない」「自分の性格を変えたい」などの悩みを訴えて来談した学生に何人か出会った。彼らの多くはいずれも、幼稚園から、あるいは小・中学校でいじめに遭い、以来ずっと対人関係に苦しんできたが、大学に進学してはじめて自分の問題として解決しなければいけないと考えてカウンセリングに訪れた人たちであった。彼らの話を聴くたびに、いじめられた体験は心的外傷となりその後の人生に深刻な影響を及ぼすことを痛感させられた。

近年、いじめへの対応は教育の重要課題として、学校現場のみならず行政機関、地域や他の関係機関でも大きく取り上げられるようになってきているが、依然としていじめが原因で若い命が断たれてしまう痛ましい事態やいじめが不登校のきっかけになった事例が続いている。

いじめ問題は、予防が第一である。そのためには、子どもにかかわる者がいじめに関する認識（構造、状況、心理的な理解など）をしっかりもち、早期発見、危機介入をしていくことが重要であろう。

本稿では、いじめ防止等に関する国の方針について紹介し、それを踏まえていじめ問題に対する対応、特にコンサルテーションについて述べる。

❖いじめの防止等の対策に関する基本理念

２０１３年６月、国会において「いじめ防止対策推進法」が成立、公布された（平成25年法律第71号、施行は同年９月）。この法律によると、「いじめ」は、「児童生徒に対して当該児童生徒が在籍する学校（小学校、中学校、高等学校、中等教育及び特別支援学校）に在籍している当該児童生徒と一定の人的関係にある他の児童生徒が行う心理的又は物理的な影響を与える行為（インターネットを通じて行われるものを含む）であって、当該行為の対象となった児童生徒が心身の苦痛を感じているもの」と定義されている。この定義を踏まえ、個々の行為が「いじめ」に当たるかどうかの判断は、表面的・形式的に行うことなく、いじめを受けた児童・生徒の立場に立って行うことが必要である。

またこの法律では、その目的につき、「いじめが、いじめを受けた児童等の教育を受ける権利を著しく侵害し、その心身の健全な成長及び人格の形成に重大な影響を与えるのみならず、その生命又は身体に重大な危険を生じさせるおそれがあるものであることに鑑み、児童等の尊厳を保持するため、いじめの防止等（いじめの防止、いじめの早期発見及びいじめへの対処をいう。以下同じ。）のための対策に関し、基本理念を定め、国及び地方公共団体等の責務を明らかにし、並びにいじめの防止等のための対策に関する基本的な方針の策定について定めるとともに、いじめの防止等のための対策の基本となる事項を定めることにより、いじめの防止等のための対策を総合的かつ効果的に推進することを目的とする」と記載されている。これにより、国に対しては、いじめの防止等のための対策を総合的かつ効果的に推進するための基本的な方針の策定を求めているとともに、地方公共団体に対しては、基本方針をもとにその地域の実情にあった同様の基本的な方針の策定を、また、学校に対してはその学校の実情に応じた同様の基本的な方針の策定を求めている。

これを受けて各地方公共団体において、関係機関等の連携を図るため、学校、教育委員会、児童相談所、法務局、警察その他の関係者により構成されるいじめ問題対策連絡協議会が設置され、検討された。島根県においても「いじめ防止基本方針策定会議」において「基本方針」が策定された。

この「基本方針」の中では、いじめの防止等の対策として、「すべての児童生徒がいじめを行わず、いじめを認識しながら放置しないことを旨として行われなければならない。そのためには、児童生徒が安心して学校生活を送り、さまざまな活動に取り組むことができるよう、学校の内外を問わず、取りくみが行われなければならない。また、いじめが、いじめを受けた児童生徒の心身に深刻な影響を及ぼす許されない行為であることを、児童生徒が理解できるようにしなければならない。さらには、いじめを受けた児童生徒が、安心して相談できる体制を整備したり、学校内外の相談窓口の周知・広報に努めたりしなければならない」として、いじめ自体が発生しないこと、そのためにはもちろん加害者とならないだけでなく、いじめを黙認したり、傍観したりしないでいじめをやめさせること、またいじめを受けた本人自身がそのことを誰かに訴え、自らの身を守るための人間関係が築かれていることの重要性を強調している。

事例を振り返って

筆者は、学生相談、スクールカウンセリングなどの臨床実践を通して、いくつものいじめにかかわる印象深い事例に出会った。学生相談で出会ったのは、すでに述べたように、いじめられた体験を引きずって、心身の不調をきたしながらも大学生となった人たちである。彼らは長期間のカウンセリングを通して、自らの苦しい体験を語り、気持ちの整理をし、対人関係を少しずつ広げていった。彼らは、話を聴いている側が、よくもここまで耐えてきたと思えるほどの、ひどいいじめを受けていた。

A君は大学入学早々来談し、幼稚園のときから、近所の友達やクラスの仲間から、ばか扱いされ、雑巾で顔をなでられたり、箒で叩かれたりしたが、とにかく勉強でがんばろうとこれまでなんとか耐えてきたという。また、Bさんは中学2年のとき、複数の女子からの陰口や嫌がらせにあって不登校となり、友人が怖いと引きこもった時期もあった。それでも何とか大学に進学したが、人が怖くて授業に出ることが苦痛だし、演習で発表するのが怖く、大学中退を考えていると訴えた。

C君は中学2年になって急に3歳下の弟への暴力がひどくなり、手が付けられなくなったと母親から相談を受けた。筆者は、弟へのいじめはC君の何らかのサインであること、本人の話をしっかり聴いてあげてほしいと伝えた。しばらくしてC君が学校でひどいいじめに遭っていることがわかり、C君はその後、精神的に不安定な状態が続き、精神科を受診し、入院となった。C君はかなり前から、同学年男子から集団で暴力を振るわれたり、性的な嫌がらせも受けていたが、親にも教師にも話していいなかったという。その後、いじめていた生徒たちは、教師から厳しく叱責され指導を受けたが、C君への陰湿ないじめはおさまらず、両親は学校に対する不信感を強め、教育委員会にも訴えたが、C君と家族の苦しみは長期間にわたって続いた。

D君には小学3年の2学期、スクールカウンセラー（SC）として出会った。D君は1年前からいじめられていて、死にたいと思いつめ2度も自殺を試みたという。彼は両親にも担任にも相談したが、「そんなのはいじめではない。強くなりなさい。」と言って、取り合ってもらえなかったと訴えた。筆者は担任にD君の心情を伝え、D君の気持ちに寄り添って対処するよう助言したところ、D君はしばらくして落ち着きを取り戻し、わざわざ報告に来てくれた。

小学4年のEさんは病気のため歩行が困難になり、松葉杖を使用していたが、そのことを同級生のFさんにからかわれていたという。保護者が担任に訴え、筆者は担任から相談を受けた。筆者は担任へのコンサルテーションと、Eさんのカウンセリング、母親面接、Fさんの面接も行った。Fさんは、母子関係が不安定で、Eさんが母親に付き添われて登校することに嫉妬していたという。Fさんには Eさんに謝罪する

JCOPY 88002-187

機会を与える一方、Ｆさん自身へのケアも担任とともに行った。

これらのいじめ事例に対する筆者のかかわりをまとめると以下の通りである。

Ａ君、Ｂさんは学生相談で個別カウンセリング

Ｃ君は母親面接

Ｄ君はスクールカウンセリングで本人のカウンセリングと教師へのコンサルテーション

Ｅさんは担任のコンサルテーションから本人のカウンセリング、母親面接、いじめたＦさんのカウンセリング

このように、いじめに対する対応はさまざまであり、いつ、どこでかかわったか、かかわる者の立場などによって異なってくる。大学生になって来談したＡ君、Ｂさんは人間不信に陥っており、ＰＴＳＤの症状を呈し、いずれも大学卒業までカウンセリングに通い、社会人となったが、いじめの後遺症は長期間にわたり彼らを苦しめた。

C君は母親面接のみで、直接学校への働きかけなどができず、支援としては限界があり、不十分であった。D君、Eさんはいずれも SC として出会ったので、教師に対するコンサルテーションを行うことができ、教師と連携していじめを止め、心のケアもでき、比較的有効な対応ができたといえる。

❖ いじめへの対応

筆者がかかわった事例から、いじめへの対応について考えてみる。

いじめの防止

いじめを未然に防ぐために、学校では教育活動全体を通じ、すべての児童・生徒に「いじめは決して許されない」ことを繰り返し伝えること、お互いの人格を尊重し合うといった人権意識を育てるとともに、困ったときに悩みを打ち明けられるような信頼できる人間関係が形成されることが必要である。このことは、学校のみならず、家庭における日常生活の中でもあてはまる。また、学級において、児童・生徒が安心して自己表現ができるアサーション・トレーニングやエンカウンター・グループなどの体験を通して、辛いこと、困っていることを友達や教師・親に率直に打ち明け、相談できることがいじめの防止となるであろう。さらに、子どもたちには、ストレスに対する耐性も身につけさせたい。

いじめの早期発見

事例にみられるように、いじめは大人の目につきにくい時間や場所で行われたり、遊びやふざけ合いを装って行われたり、大人が気づきにくく判断しにくい形で行われる。いじめの早期発見は、いじめへの初期対応につながる。そのため、保護者や教師をはじめとする大人は、児童・生徒のささいな変化に気づく資質が求められる。ささいなサインを見逃さないで、いじめではないかとの視点をもって、早期に的確にかかわりをもち、児童・生徒の訴えを真摯に受けとめ、子どもの気持ちに寄り添って丁寧に聴いていくこと、いじめを隠したり軽視したりすることなく積極的にいじめを認知していくことが必要である。

いじめの早期発見のため、児童・生徒がいじめを訴えやすい体制を整えるとともに、教師や保護者、その他の関係機関の連携が重要である。

いじめへの対応

いじめが明らかになった場合、それぞれの状況に応じて、できるだけ早期の対処が必要である。

①いじめられている子どもへのケア

（ⅰ）「個」を大切にして、一人ひとりに対応していくことを工夫する

（ⅱ）いじめられている本人を決して責めないこと（A君、C君、D君は「そんなことでめそめそするな」「あなたは男の子でしょ」などと訴えを聴いてもらえなかった）

（ⅲ）いじめ後遺症に対する癒しの場（A君、Bさん、D君、Eさん）

（ⅳ）「ちくった」と言われないような配慮

（v）個別カウンセリングにこだわらない対応（C君は母親へのサポート）

②いじめている子どもへの対応（指導、助言、援助）（Fさん）

③教師へのコンサルテーション（D君、Eさん）

④保護者との連携とサポート（C君の母親）

⑤関係機関との連携

⑥その他

環境調整・改善（学級・学校風土の改善、保護者・地域との連携その他）

学級会、ストレスマネージメントなどによる学級全体の雰囲気の改善など、学級、学年、学校全体で取り組んでいく必要がある。また、外部の相談機関についても周知し、連携していく体制が確立されていることが必要である。

コンサルテーションの視点

D君の場合のように、SCとして直接本人から相談を受けることもある。D君はいじめられてつらいことを母親や教師に訴えてきた。けれども、D君の訴えはいじめではないと受けとられて、本気で対処してもらえなかった。見も知らないカウンセラーのところにわざわざ相談にやってきたD君は、真剣なまなざしで、自殺も考えていると訴えた。筆者はD君の話に耳を傾け、どうしたらいいか話し合った。D君は担任と筆者が話し合うことをしぶしぶ承知してくれたので、筆者は担任にD君の状況を伝えた。担任によると「D君はクラスではけっこう活発な子で、いじめられるような子ではない」とのことだった。D君への対応について具体的に教師と話し合い、その後、担任が直接D君の話を聴き、彼の気持ちに添った対応をしたことで、いじめはおさまった。

コンサルテーションをしていく上で、コンサルティ（教師）との信頼関係を形成するためには、コンサルティの対応を決して責めるのではなく、視点を変えて状況を共に理解していくことで、コンサルティが子どもの訴えを受けとめられるようになることが有効なコンサルテーションの鍵となる。

□**参考文献**

（1）小川捷之，村山正治 編：心理臨床の実際2　学校の心理臨床．金子書房，東京，1999
（2）村山正治：いじめの予防：エンカウンターグループによる学級づくり．臨床心理学7（4）：493-498, 2007
（3）冨永良喜：いじめと自殺予防・緊急支援．臨床心理学7（4）：499-504, 2007

Chapter 4

性暴力被害に対するコンサルテーション

河野 美江

筆者は産婦人科医師であるが、母子保健にかかわるなかで思春期女性へのケアの重要性を痛感し、1993年に松江生協病院にて思春期外来を開設した。そこで心理的アプローチの必要性に迫られ、1999年に臨床心理士資格を取得した。現在も思春期外来を続けており、中学・高校へ性教育講演会講師として出かけているため、養護教諭やスクールカウンセラー（SC）から性暴力被害の相談を受けることも多い。

本稿では、児童・生徒の性暴力被害に対するコンサルテーションについて、その留意点を述べる。

JCOPY 88002-187

❖ 守秘義務と報告義務

生徒の性暴力被害が学校でわかるのは、生徒が教師・養護教諭やＳＣに性暴力被害を打ち明けたときが多い。生徒から「実は昨日……」と性暴力被害を打ち明けられたとき、どのように対応すればよいだろうか。性暴力被害は、生徒にとって「自分にも悪いところがあった」という自責の念が生じることが多いので、「誰にも言わないで欲しい」と言って打ち明けることが多い。経験の少ない教師・養護教諭やＳＣにとっては、守秘義務と報告義務の狭間で悩むところである。

日本臨床心理士会倫理綱領によると、「業務上知り得た対象者（筆者注：クライエントのこと）及び関係者の個人情報及び相談内容については、その内容が自他に危害を加える恐れがある場合又は法による定めがある場合を除き、守秘義務を第一とすること」とされている。性交があった場合は72時間以内に緊急避妊ピルを内服することで約80％避妊することができるが、報告しなかったために妊娠した場合や、性感染症で治療が必要であるのに治療が遅れた場合などでは、最悪の場合、生命にかかわることもあり、守秘義務を優先したために、法的な問題に発展する可能性も考えられる。性暴力被害は妊娠、性感染症など身体面のみならず精神的に受けるダメージが大きいので、守秘義務より報告義務が優先される場合が多いと考えられる。したがって、生徒の「誰にも言わないで欲しい」という気持ちを十分に理解した上で、それでも報告しなければいけない理由を本人にわかりやすい言葉で丁寧に説明することが必要である。

❖学校で生徒から話を聞くポイント

生徒の健康問題に対しては、まず校内支援体制の中で管理職、担任、養護教諭、SC、学校医などが対応するが、性暴力被害に対してはほとんどのケースで産婦人科医師の診察が必要であるため、なるべく早く産婦人科医師に紹介しなければならない場合が多い。筆者は2005年度より島根県健康相談活動アドバイザー（文部科学省の委託により開始，2011年度で終了のため2012年度から県の独自予算）に委嘱されており，学校で性暴力被害がわかったときに相談されることが多い。その中で，学校の初期対応として必要と考えられることについて述べる。

まず生徒からの話は，秘密が守られる場所で，ゆっくり座って聞くことが必要である。

例：保健室で誰かがいたり，友達と一緒にいたりしたときに生徒が話しはじめることがあるが，あとから噂が流布したり，二次被害の原因となったりすることがある。そのため，性暴力被害が疑われるときには「ちょっと待ってね」と話を制し，個室に連れて行った方がよい。

話を聞くポイントとしては，緊急性の判断と，「いつ，どこで，誰と，何を，どこまで関係があったか。他に話した人はいるか」である。普段傾聴モードで面談をすることが多いカウンセラーにとっては，「答えにくい質問かもしれないけれど，教えてね」とこちらから積極的に，具体的に聞くモードに切り替える必要がある。性行為が疑われたのであれば，緊急避妊ピルの処方や性感染症の治療が必要なため，すぐに産婦人科受診が必要になる。小学生や特別支援の生徒の場合は、要領を得ないことも多いので、「嫌なことをされた」「お尻を触られた」「エッチなことをされた」ということでも具体的事実を詳しく聞き、必要であれば診察につなげることが重要である。

緊急に産婦人科医師の診察が必要と判断された場合、保護者に連絡しなければいけないが、このときに生徒が「誰にも言わないって言ったのに……」と不信感をもたないように、生徒に了解を得る必要がある。生徒に「話してくれてありがとう」と丁寧にねぎらった上で、「あなたが家の人に言いたくない、という気持ちはよくわかる。だけどあなたの話を聞いたら、妊娠や病気の可能性があるので、すぐに病院に行って診てもらった方がいい。それには家の人に連れて行ってもらわないといけないの」と保護者に伝える必要性を説明する。そして、「今から私が連絡しますが、私から家の人に、決して怒らないようにお願いしておくから」と約束し、保護者にもそのことを伝える必要がある。そしてはじめに保護者と会ったときに、「生徒本人が一番傷ついているので、家の人の支えが必要であること」を説明し、学校関係者も保護者と一緒に生徒を支援していきたいという方向性を伝えておくと、後の対応がやりやすくなる。

家庭内の状況は学校ではみえにくいため，保護者に話す際には生徒本人に「誰に話したほうがいいかな？」と伝える人を選択してもらう。これには2つ理由があり，1つは誰がキーパーソンなのかは本人が一番よく知っているためであり，1つは性暴力被害という「自分の力でどうしようもなかった」という無力感を抱いている被害者にとって，自分で選択することがエンパワメントになるためである。生徒の多くは母親と答えるが，母親不在の家庭では祖母や叔母と答える生徒もいるし，中には父親を選ぶ生徒もいる。さらに，保護者に話したときに何が心配かということも聞いておくと，保護者の反応を考えて配慮することができる。

生徒が「それでも絶対に親には伝えたくない」と言った場合は，「大人の判断として，あなたの命を守るために家の人に伝えさせてもらう」と，生徒と対立せざるを得なくなる場合もあるが，このような場合でも校内に誰か別の生徒本人の支援者になってくれる人（多くは養護教諭）を作っておくことが必要である。

産婦人科紹介で気をつけること

生徒と保護者に産婦人科受診の必要性を伝えたら、産婦人科医師に紹介する。近年、全国各地に性暴力・性犯罪被害者のためのワンストップ支援センターができはじめており、そこでは性暴力被害者に寄り添い、治療や心のケア、犯罪捜査などを多方面から支えている。このような支援センターが今後すべての都道府県にでき、産婦人科医師の診察が安心して受けられるようになることが望ましい。

養護教諭が支援センターや健康相談アドバイザーのような制度を利用して産婦人科医師に紹介できる場合はよいが、そうでない場合はどうすればよいだろうか。学校が校医、養護教諭などを通じて、産婦人科医師に直接電話し、手短に「いつ、どこで、誰と、何を、どこまで関係があったため、産婦人科受診が必要であると考えていること。受診のためにはどうすればよいか」と、尋ねることができる信頼関係を作っておく必要がある。

また性暴力被害に対する診療は、できるだけ女性医師が行うことが望ましい。男性医師しかいない場合は、性暴力被害の対応に慣れた看護師が立ち会い、共感的に声をかけながら診察介助を行う。日本でも性暴力被害者支援看護職（Sexual Assault Nurse Examiner：SANE）が養成され、現在全国で約３００人が活躍している。思春期外来のように生徒が座っていても違和感がない待合室のある診療所なら問題はないが、ほとんど成人女性で占められているような待合室であれば、生徒を違う部屋で待たせるような配慮も必要である。地域にどのような医療機関があり、診察を行っているかを学校管理者や養護教諭はあらかじめ熟知してほしい。

❖産婦人科診察について

産婦人科医師が診察室でどのようなことをするのか、養護教諭やＳＣに知っておいてほしい事項について説明する。診察室では生徒を呼び、最終月経、性暴力被害の状況などについて本人から詳しく聞く。このときに保護者や養護教諭が付き添った方が話しやすい生徒はそうしてもらうし、一人がよいという生徒の場合は席を外してもらう。

あらかじめ警察に届けていた場合は捜査員による事情聴取に沿って診察を行うが、そうでない場合、被害の程度を本人に聞きながら診察を行う。「産婦人科医における性犯罪被害者対応マニュアル」（2008）によれば、①犯人からの暴行とそれへの抵抗、②無理な着衣の剥脱、③手足の押さえつけ、④膣内への挿入（陰茎や手指、他）などで被害者が負傷した場合、刑罰が重くなるので、被害状況を本人から詳しく聞き、外傷の有無や程度、外陰部や膣内の損傷の有無や程度などを丁寧に診察する。後々警察で必要となるため、本人や家族に書面による同意を取り、外傷の写真撮影や、証拠資料の採取も行う必要がある。事件内容によって警察や自治体から費用が出ることもあるので、そのことも念頭に置き、保護者や本人に説明を行う。

性暴力被害があってから診察までに時間がかかる場合があるが、産婦人科診察はなるべく早い方がよい。以下に時間経過を考慮しながら、産婦人科的処置について説明する。

72時間以内

性交後72時間以内であれば、緊急避妊ピル（ＥＣＰ）として黄体ホルモン（レボノルゲストレル）を内服することで、約80％避妊することができる。また、クラミジア、淋病に対する予防投薬を行うこともある。

ＥＣＰ内服後や72時間を過ぎＥＣＰ内服できなかった場合、妊娠がなるべく早くわかるように基礎体温をつけてもらう。

妊娠

最終月経から4週間以上月経が遅れ、妊娠の可能性がある場合には、妊娠検査薬により妊娠の有無を調べる。もし妊娠していたら本人や家族と相談し、①妊娠を継続する、②人工妊娠中絶を行う、のどちらかを選択してもらう。人工妊娠中絶を行う場合は母体の安全を考えると、8週くらいが望ましい。妊娠12週を超えると中期中絶となり、陣痛を起こす薬（プレグランディン®腟錠）を腟内に入れ人工的に陣痛を起こし経腟的に娩出させる。中期中絶になると、入院日数は長く、費用も高くなり精神的にも負担は大きくなる。妊娠22週を超えると法的に人工妊娠中絶は不可能になる。

性感染症

クラミジア、淋病、ＨＩＶ（ヒト免疫不全ウイルス）などの検査を行い、陽性であれば直ちに治療を行う。クラミジアや淋菌感染症は治療が遅れると卵管周囲炎や腹膜炎を起こし、不妊症になる可能性がある。また、ＨＩＶは数年から十数年を経てエイズを発症させるため、厳重な医学的管理を行わなければいけない。これらの性感染症は、本人のみならず、性交渉によりパートナーにも感染させるため、できるだけ早期の診察・治療が必要である。

このような産婦人科治療と同時に、心理的ケア・精神的反応への対応が必要である。性暴力被害は感情が麻痺したり、体験を思い出させるものから回避したりする急性ストレス障害（ＡＳＤ）を起こしやすい。症状としては、神経過敏となり、不眠やイライラが起こるが、こうした症状は多くは2日から4週間以内には消失するとされている。性暴力被害の後、不眠や不安が続いている場合は、睡眠導入薬や抗不安薬を短期間処方し、ゆっくり休んでもらう。多くは家族や養護教諭が保護的にかかわることで軽快していくが、症状が遷延したり悪化したりする場合は精神科医師を紹介する。

❖学校で求められるかかわり

生徒が産婦人科を受診し、ひと通りの治療が終わってから、学校での継続的なかかわりが必要になってくる。まずなぜ事件が起こったのかを関係者が検証し、再発を防止するために学校としてできることを考える。そのために受診している産婦人科医師や精神科医師に、可能であれば守秘義務の範囲内で、今後のために参考になることを情報提供してもらう。

被害生徒は、事件の後学校に行きにくくなったり、友達とうまく付き合えなくなったりという不適応症状を呈することもあるので、このような場合はカウンセリングを勧める。できれば養護教諭や担任は通常のかかわりに戻していき、SCとのカウンセリングの場でつらさを語る、というように役割を分けた方がよいが、生徒がカウンセラーに話したがらない場合は、役割を考慮しながらかかわれる人が支援していく。

保護者が家庭で保護的に接することも大切であるが、保護者もまた大きく傷ついていることが多い。保護者が生徒に対して受容的にかかわれるように、SCや養護教諭が保護者のつらい気持ちを傾聴し、側面から支えることも重要である。

加害生徒が同じ学校にいる場合は、対応が難しいので、児童相談所など関係機関と連携し対応する。

❖ 性被害に関連した事例から

筆者がSCのスーパーバイズでかかわった中学生の2事例を紹介する。

パニック症状を起こしたAさん

女子中学生Aさんが、校内で急にパニック症状を起こし養護教諭よりSCのところに連れてこられた。昨夜は眠れず、登校してから体の震えがとまらず、怖くて教室に入れないという。SCはまずは身体を温めるよう身体に毛布をかけ、温かいお茶を準備して、ゆっくりと話を聴いた。彼女の話によると、「昨日テレビでわいせつ事件のニュースを見て、そのときは何ともなかったが、夜寝ようとしたら急に過去のことが浮かんできた。記憶は定かではないが、幼い頃、知らない男の人にトイレに連れ込まれ、その後母と病院に行って台の上に乗せられたこと、警察に行って話を聴かれたことなどが、断片的に浮かんできて眠れなくなった。家の人には何も言えないまま登校してきた」とのことだった。

身体の症状を呈したBさん

女子中学生Bさんが、自宅で1歳下の弟とふざけ合っていたとき、弟に胸元をつかまれ寝技をかけられたあと、急に不安になり吐き気がしたり、頭痛や腹痛が起こり、ときどき涙が出るようになったと養護教諭に訴えてきて保健室で休むようになった。詳しいことは話さないが様子がおかしいので、養護教諭よりSCに紹介された。泣いていてなかなか話さなかったが、しばらくしてやっとSCに「小学4年のとき、家の近くで遊んでいたら知らない人に道を尋ねられ、ついて行ってあげたら、途中家の陰に連れ込まれ変なことをされた。そのときは担任の先生にだけ話して、親には言わないでとお願いしたことを、急に思い出し怖くなった」ということだった。

2事例ともに、幼少期の性暴力被害が思春期に至って再燃して、心身が不安定になってしまった事例である。性暴力被害では、長時間経ってから急に思い出しストレス反応が生じることがある。幼少期の女児にとって当時は意味もわからなかった経験が、成長した後に性的な意味を理解して大きなショックを受けるのである。SCや養護教諭などの支援者はそのことをよく理解して、急に出現してきた不安症状の意味を考え、丁寧に対応する必要がある。

❖ 性教育に求められるもの

性暴力被害の予防という観点からも、学校での性教育は必要である。カナダの性教育指導者であるメグ・ヒックリングは「性教育の目的は、性的虐待から身を守ること」と述べている。先に述べた幼少時の性暴力被害は、いやな接触に対して「ノー」と言えたり、そのときに信頼できる大人に話したりすることで、症状を遷延させることなく早期に解決することができる。子どもへの暴力防止プログラム（Child Assault Prevention：CAP）は就学前の子どもより可能であり、就学前から正しい性の知識をもつことで、性暴力被害を防ぐことができる。中学生以降の生徒に対しては妊娠・避妊・性感染症予防の正しい知識を含めた性教育が必要である。

学校で性暴力被害が明らかになったとき、被害生徒の周りには次に被害にあいそうな生徒がいることも多い。1件の性暴力被害を単に事件だったと受け取りうやむやにするのではなく、性暴力被害は防ぐことができるという強い気持ちで、性教育を行う姿勢が学校に求められる。

□参考文献

（1）内閣府：性暴力・性犯罪被害者のためのワンストップ支援センター開設・運営の手引き．2012
（2）佐々木静子，加納尚美，土井真知，他：ＳＡＮＥ　性暴力被害者支援看護職　養成講座テキスト．女性の安全と健康のための支援教育センター，東京，2006
（3）日本産婦人科医会：産婦人科医における性犯罪被害者対応マニュアル．2008
（4）メグ・ヒックリング：メグさんの性教育読本（三輪妙子 訳）．木犀社，東京，1999
（5）ＣＡＰセンタージャパン：ＣＡＰへの招待～すべての子どもに「安心・自信・自由」の権利を．解放出版社，大阪，2004

Chapter 5

臨床心理士がコンサルテーションを行うための基本

大西　俊江

臨床現場で力を発揮できるためには、知的学習だけでなく経験を積み重ねていくこと、また、独りよがりにならないために、先輩、同輩などとの事例検討に積極的に参加することが重要である。

臨床心理士が働く現場は、教育、医療、産業、司法、福祉など多岐にわたるが、いずれの現場でも対応困難な危機的場面は、想定外に発生し、同時に素早く適切な対処を要求される。ある若手臨床家は「臨床現場に入った初期は、何をどのように見立て、対応したらよいのかわからないまま、ただ懸命に目の前の相談者の声に耳を傾けることしかできなかった。それはまさに『カウンセリング』の姿勢ではあったが、その集団、組織が求める対応ではなかったと今にして思う。『コンサルテーション』という視点は、私に、カウンセリングとは異なる新たな視座が必要であるという大きな気づきを与えてくれた」と述懐している。

本稿は、筆者らが10年間にわたるコンサルテーション研究会において、若手臨床家たちが、自らの事例発表や他の人の事例を検討する過程で、気づいたこと、コンサルテーションで外せないポイント、留意点についてまとめたものである。若手臨床家の瑞々しい感性を尊重しつつ、輻輳する臨床現場で客観性をもってコンサルテーションを行っていくための基本についてとりあげた。

カウンセリングとコンサルテーションの違い

スクールカウンセラー（ＳＣ）として学校現場で相談を受けるとき、何を聴いたらよいのだろうか。ＳＣはいわゆる傾聴という、相手の話をじっくりと聴く訓練を多く積んできている。これは相談者が訴えたいことを聴き手ができるだけ詳細に、言語的、非言語的に汲み取っていく上で大変有効な方法である。しかし、例えば１時間の面接の場合に1時間ずっと相手の話に耳を傾けているだけでよいのかというとそうではない。相手の話を受けとめ、気持ちに寄り添いながらも質問したり、整理したりしながら、援助に必要な情報を集め、どんな問題を抱えているのかに考えを巡らせる。

特に学校現場では、ＳＣは常勤ではなく非常勤として勤務することがほとんどである。子どもや保護者と日常的に接することのできる教師に対して、相談を受けた事例に関して心理的理解や支援のポイントなどを適切にアドバイスするといったコンサルテーションが有効であることが多い。そのためには、来談者のアセスメントをするために必要な情報を、限られた時間の中で集めていかなければならない。

カウンセリングは直接子ども本人にかかわり、時間をかけてその子の内的成長につき合っていく。一方、コンサルテーションは、子どもに直接かかわるのは教師自身であり、そのためにどうかかわっていったらよいのかをコンサルティである教師と話し合って方向性を示していくことである。教師から相談を受けた際に、何を求められているかを明確にしていくことが重要である。例えば、直接子どもへのカウンセリングを求められているのか、教師が子どもにかかわるための助言（コンサルテーション）

を求められているのかを明確にしなければならない。また、たとえ子どものケアを求められたとしても、SCである自分自身が行うことが可能であるのか（時間的制約、問題の大きさ、緊急度など）も判断しなければならない。そのためにはアセスメント能力が問われるであろう。

アセスメントに必要な情報をどのように集めるか

情報の収集について、ある若手臨床家は「保護者との面接において尋ねたいことがあっても、相談者の思いに引きずられ、話を聴いている内に時間がなくなり、必要な情報が欠けたままであったり、また必要な情報が何なのかさえわかっていないこともあったが、研究会でケースを提出することでそのことに気づくことができた。例えば、DVで調停中、児童相談所にも相談中という母親が子どもの発達のことでSCを利用したケースでは、DVの種類や調停で何を扱っているのか、父親の職業やアルコール問題、母親の知的側面などについて、聞けていないことが指摘された。必要な情報を得ていないことにより、関係機関や学校と協同して支援にあたることが、必要な時期にできないということが生じていた」と振り返っている。当事者の思いを聴きながらも、当事者のいう言葉をそのまま受容しつつ、どのように具体的なイメージを描くことができるかが大事である。

例えば、ＤＶで暴力を受けたと聞いたときに、大変な思いをしたのだなと受容するだけでなく、いつから、どのような暴力だったか、相手はどのような状態であったのかなどを具体的に話してもらうことで、より共感できたり、ときには保護が必要との緊急性も判断できるであろう。話の流れを壊さないで、当事者の言葉の理解を深めるために、「そのことをもう少し詳しく話してくれませんか」というふうに、より具体的に聞いていくことで、その人の置かれている状況や訴えの背景要因（家族関係など）が明らかになる。支援していくために、どのような情報が必要であるかを頭に描きつつ、しかし質問調にはならないで、必要な情報を集めていくことは容易なことではない。その子ども、その家庭にとってどんな支援が必要かというポイントを外さないで聞いていくということが肝心であろう。その際、必要な情報が本人からは得られていなくても、そのことを認識して関与していく。関係者が守秘義務を共有しながら、情報交換をしていくことで、1対1の面接にとどまらない広がりをもった支援ができるのである。

❖コンサルティの求めているもの

集団・組織の中で働く上で、組織の特徴、キーパーソンや自分の役割に対して求められているニーズを知ることが大切である。組織からの要請や目的が不明瞭になっていることは少なくなく、組織や現場の動きを把握しながら、質問をしたり、実際に動いていく上での困難点などを明確にし、見立てをしていく必要がある。また、組織の支援力をうまく引き出していくことで、コンサルティにともにかかわっているという実感をもってもらいながら支援していくことができる。

特にSCは日頃から教師集団と信頼関係を作っていくことが大事で、そのためには教師とともに成長できる勉強の場をもつことや困っていると当事者が言えるような関係ができていることが、臨床活動を行う上で大切な環境素地であるといえよう。

❖ その他の留意点

「相談を受けた人が責任をもって向き合う」という基本姿勢をもつことが重要である。連携をしていく際にも、支援がうまくなされているかどうかの確認をすることが大事である。中途半端に投げ出さないこと、誰かがかかわっているだろうという態度は無責任である。

さらに、コンサルテーションでは、危機的場面に直面したコンサルティを支え、現場の循環をよくしていくことがもっとも大切な目的であり、周囲の人たちとともに学び、全体の力を上げていくことが重要である。事例に向き合いつつ、組織全体の力を上げていくために、SCが不在であっても危機対応ができるように対処方法が定着し、同じような事態が生じたときに、組織が自力で対処できることが望ましい。

コンサルティ自身が主体的に取り組める支援をめざして

コンサルテーションが求められるときというのは、コンサルティがそれまでの自分の枠組みでは問題が理解できなかったり、対処方法がわからなくなって混乱した状態である。コンサルタントは前述したように、コンサルティから問題に関するできるだけ詳細な情報を集め、自身の専門性を活かして、見立てをし、事例を理解するための新しい枠組みを伝えていく。このことによりコンサルティ自身が自らの専門性を活かして、主体的に事態に取り組むことができるようになる。またコンサルテーションにおいては、コンサルティがすぐに実行できるような具体的なことを明確に伝え、結果に応じてさらにコンサルティが相談できる関係性を維持していくことも重要である。

さらに、コンサルタントは、必要な資源（コンサルティのもつポジティブな面や経験）を評価し、またその他の有効な社会的資源（外部の相談機関や医療機関など）との連携を紹介していくことも大切である。そのためには、日頃より社会的資源をいつ

JCOPY 88002-187

でも紹介できるようネットワークを作っておくことが大切であろう。

第2部
ケース・スタディ

Chapter 1

スクール・カウンセリング場面での危機対応

大西　俊江・早瀬　眞知子

２００１年、筆者らは臨床心理士として学校からの要請による緊急支援にはじめて携わった。福岡県臨床心理士会作製の「学校における緊急支援の手引き」（２００１）を参考に、混乱している学校（当時スクールカウンセラー［ＳＣ］配置なし）で教師への支援を中心とした危機対応を行った。それ以来、さまざまな危機的事態に対する心のケアのための緊急支援に出かけることが増えている。

福岡県臨床心理士会の「学校コミュニティへの緊急支援の手引き」（２００５）では「学校コミュニティの危機とは、構成員の多くを巻き込む突発的で衝撃的な出来事に遭遇することによって、学校コミュニティが混乱し、本来の機能を発揮できない状態に陥ること」と定義している。

筆者らは、緊急支援においては、出来事の種類、影響の大きさ、学校の状況（学校規模、教師集団のまとまり、支援の受け入れ状況など）、支援する側の力量（支援者の人数や経験など）により効果的な支援の方策が異なることから、それぞれの場の特異性に即した支援プログラムを考え、実践することが重要だと実感している。

本稿では、学校全体を巻き込んだ危機ではないが、早期の適切なケア（危機対応）が必要と考えられる事態に関して、いくつかの事例をあげその対応について検討したい。

初期対応の必要な危機的場面

子どもにとって危機的な場面は日常的に生じており、その重大性は見過ごされがちである。**表1**は、学校、家庭、地域で子どもの心身に影響を及ぼすと思われる出来事（危機として認識されるべき事態）を表したものである。多くの子どもたちが混乱に巻き込まれ被害を受け、緊急支援が必要な事件・事故・災害から、より個人的なレベ

表1　学校・家庭・地域で生じる日常的・非日常的な出来事

出来事＼場面	学校	家庭	地域
緊急支援を要する事件・事故・災害	学校で起きる事件 教員の不祥事・事故 教員の不祥事（事例2） 集団登校中の交通死亡事故 校舎からの転落事故 部活中の心肺停止 子どもの急死 教員の急死	子どもが巻き込まれる事件・事故・災害 無理心中・尊属殺人 家族による犯罪行為	地域で生じた事件・事故・自然災害 地震 洪水 殺人事件
日常場面で起こるショッキングな出来事、見過ごされがちな出来事	けんか、叱責、いじめ（事例4）、からかい、落書き、教師の暴言、体罰（事例1）、失敗、持ち物がなくなる、ネットいじめ、セクハラ、出会い系サイト、校内での自傷行為、学級崩壊、荒れた学校、心身の不調（過呼吸）、不登校（事例7）	家族の死（自死、病死）、重篤な病気 家族の離散、離婚、片親の家出 家族の反社会的行動（犯罪、交通事故） 虐待、ＤＶ 家族の労務災害 火事（事例5）	けが 万引き 恐喝（事例3） 性被害（事例2） ストーカー 援助交際 事件・事故の目撃（事例6）

ルで発生するショッキングな出来事まで多様である。

表1の左側に示した「出来事」は表面に現れにくいため、それゆえに大人には気づかれにくく、特に教師にとっては（その子どもにとって）危機的な出来事とは受け止めにくい。子どもにかかわる身近な大人（教師、保護者、SC他）が、子どもの様子に気を配り、変化を見逃さず、子どもの立場に立ってかかわることが望まれる。

「危機介入は非日常の出来事が起きたときに、速やかに崩れたバランスを回復させること」と山本和夫（２００２）が述べているが、SCや教師は、子どもが「非日常（実は人生や生活では起こりうる）」の出来事に遭遇したとき、心のバランスを崩しているかもしれないという視点をもってかかわることが必要であり、また学校組織としての対応も重要である。

❖ 事例の概要と対応

以下に、①初期に適切な対応ができた事例（1、2、3）、②危機対応がタイムリーにできなかった事例（4、5、6）、③対応すべき事態が把握されなかった事例（7）、を取り上げる。各事例は、筆者らが実際にかかわった、またはSCから聞き取りしたもので、匿名性に配慮して記述した。

初期対応が適切にできた事例

事例1．「部活をやめたい」というA君（中2）

A君は好きで入った運動部をやめたいと言う。理由を言わないから話を聞いてやってほしいと担任がSCのところへ連れてきた。A君ははじめ、あいまいな言い方しかしなかったが、やがて部活の顧問教師がうまくできないと叩いたり、大声で怒鳴ったりするので、怖くて部活に参加できなくなったと話した。SCはA君と話し合ってそのことを担任に伝え、部活の顧問にも伝えてもらい、退部できた。一方で、SCは体罰が行われていることを管理職に伝え、管理職は部活顧問に対応した。

【所感】 子どもの言動の裏に隠された意味や言葉にできない思いを子どもの立場に立って聴くことが重要である。特に子どもは、体罰など教師にかかわることは直接訴えにくい。この事例は担任教師が直感を働かせSCにつないだことでよい結果となった。部活をやめるやめないという問題云々ではなく、隠されていた学校内の問題（体罰）について管理職に伝え、重大な問題として早急に取り上げたことで、学校全体を巻き込む事態に発展することを防ぐことができた。SCはいつでも管理職と連携がとれるように普段からよい信頼関係を作っておくことが大事である。

事例2．過去の外傷体験の記憶が賦活され混乱したB子さん（中2）

教師が盗撮行為で懲戒免職となる事件が発生し，緊急支援で学校へ派遣された際、養護教諭がパニック状態のB子さんを連れてきた。SCはB子さんの身体に毛布をかけ、温かいお茶をさしだし話しかけた。少し落ち着いたB子さんは、「幼稚園の頃、男の人にトイレに連れ込まれ、いたずらをされた。その後警察と病院に連れていかれた。今回の事件のことを学校で聞き、ニュースでも聞いた。そのときは特にショックではなかったが、夜布団に入ってから、幼稚園のときのことが突然思い出され、眠れなくなってしまった。朝、気分が悪かったけれども我慢して登校したが、全身の震えが止まらず保健室に駆け込んだ」と言う。SCは、「今の状態はつらい記憶が蘇っているけれども、きちんと気持ちを話せたので少しずつ落ち着いてくる」と伝え、担任と養護教諭には様子をみてもらうようお願いした。後日養護教諭からB子さんは以前に比べて明るい表情になり、「ずっとふさがっていた胸のあたりが楽になった」と言っていたとの報告があった。

【所感】 事件の教師とは直接かかわりのない生徒がパニックを起こしたため、担任や養護教諭はとても驚いていた。思春期になって性にかかわる事件に遭遇したときに、幼少期に体験した性被害の記憶が賦活され混乱することがある。性の問題に関しては母親にも相談しにくいため、子どもが一人で抱え込んでしまうことが多いが、共感的に傾聴をしてくれる大人が身近にいることで子どもは安心し落ち着きを取り戻す。

事例3．下校中脅しに遭ったC君（中1）

C君は下校中、4人の少年に取り囲まれ、「お金を出せ」と脅された。お金はまったく持っていなかったため、身体を強く揺さぶられただけで解放された。とてもショックを受けたため走って家に帰り母親にこのことを話した。母親はすぐに学校と警察に連絡し、彼は事情聴取を受けた。その晩は食欲もなく、眠れなかったが翌日は登校した。しかし怖くて教室には入れず、保健室のベッドで怯えており、ときどきうなされていると養護教諭よりSCに相談があった。SCはC君と面接し、加害者は逮捕されていること、ショックを受けて当然であること、今は家でゆっくり休むよう本人に伝えた。担任にも対応を説明し、保護者との連絡をお願いした。その後しばらくして、C君は元気を取り戻したと担任より連絡があった。

【所感】家庭・学校・警察との連携がすばやく行われ、被害を受けた子どもに対してきちんと対応がなされた。タイミングよくSCが関与できない場合には、養護教諭などが支持的面接を行い、SCにつなげるシステムを作っておくとよい。

危機対応がタイムリーにできなかった事例

事例4．「いじめられている」と訴えてきたD君（小3）

2学期末、D君は一人で真剣な面持ちで相談室にやってきた。「1年も前から集団登校の友達から『エロD』とあだ名を言われ、それが嫌でたまらなかった。『言わないで』と言ったらよけいひどくなって拡がった。先生に言ったけど、『そうなの？』

と言っただけ。お母さんにも言ったけど『そんなことでめそめそしないで！　もっと男らしくなりなさい』と言われた。我慢できなくなって、2階のベランダから飛び降りて自殺しようと思った」とSCに訴えた。SCは「それはつらかったねえ。先生に話してみようか」と言うが、「ダメだと思う。何回も言ったけどわかってくれんかった。……でも先生（SC）から言ってくれてもいい」と言う。担任に話すと「そんなに深刻だったんですか？　彼は結構ふざけてちょっかい出す子なんですけどね」と言われた。SCは担任に対し、D君は見知らぬSCにわざわざ一人で相談に来るほど悩んでいると伝え、彼への対応をお願いした。校長も全校集会で「あだ名」で傷つく人もいるとこの問題を一般化して取り上げた。3学期になってすぐにD君は元気よくやって来て「今日は相談じゃなくてお礼を言いに来た。あれからいじめられなくなったんだよ」と報告した。

【所感】教師は集団の中の一人として子どもをとらえ、他の子どもとの比較や表面に現れた行動から判断しがちであるが、「あだ名ぐらい」とか「そんなことはいじめではない」と判断したことで、初期の対応が遅れた。子ども一人ひとりの訴えをしっかり聴くことが大切だと感じた。

事例5．自宅の火事を目撃したE君（小3）

E君の家が昼間火事で全焼した。当時E君は妹と裏庭で遊んでいて火事を目撃していた。祖母が燃えている家に入ろうとするのをE君は必死に止め、祖母の髪の毛がこげるのをみた。近くの人が学校に連絡し、校長と担任が駆けつけたところ、E君は自分が頑張ったことをしきりに訴えた。担任はE君が内心は不安なのではないか、後で不安定になるのではないかと心配し、SCの支援が必要だと連絡してきた。5日後、SCは校長、担任からそれぞれ火事の状況、E君の様子などを聞き、ストレス反応についてのプリントを渡し説明をした。その後E君と直接会ったところ、貧乏揺すりがひどく、イライラしており、とても疲れている様子だったので、SCはE君の気持ちに共感的にかかわった。両親とも面接し、ストレス反応や対応について理解してもらった。SCの支援について教師間に認識の違いがあったことが後からわかった。

【所感】校外での出来事について、学校がかかわる必要はないし、心のケアも必要ないと認識している教師は意外と多い。この事例でも校長と担任の間に認識のずれがあって、初期の対応が遅れた。管理職が早急に校内での意思統一をする必要があると感じた。

事例6．溺死を目撃してショックを受けたF子さん（小4）

F子さんが母親らとプールに遊びに行っていたときに、子どもが溺れるという事故が起きた。F子さんの母親は周囲の大人たちとその子を助けようと心肺蘇生をしたが助からなかった。救命活動の一部始終を目撃していたF子さんは、その後家に帰ると様子が普段と異なり、母親にそばにいてほしがり、一人になるのを嫌がって夜も寝つけない状態になった。数日後母親から学校に連絡があり、SCはすぐに親子に面接した。母親とは数回面接を継続し、子どもの様子を聞いて対応をサポートした。また担任とも母子の様子について話し合いをしながら、協力して支えていった。

【所感】救命活動を目撃していたF子さんがショックを受けただけでなく、子どもの反応をみた母親自身も不安定になって専門家のケアを求めて来談した。母親は救助活動から生じたストレスが高く、自身が強い急性ストレス反応を示していたため継続面接が必要であった。母親が落ち着いてくるにつれ子どもも安定していった。校外で起きた事故に自校の生徒がかかわっているかもしれないという視点は見逃されがちであるし、なかなか把握しにくい。保護者が困難を感じたら気軽に相談できることを学校の広報を通して周知しておきたい。

対応すべき事態が把握されなかった事例

事例7．いじめられていると訴えて不登校となったG君（中3）

G君は中学1年のときいじめられていると訴え、学校は調査したがそのような事実は確認できなかった。G君は次第に登校を渋るようになっていった。3年になってSCは保護者とG君に面談した。SCは医療機関につなぐ必要があると考え勧めたが、経済的理由で受診は拒否された。その後G君は大量服薬し精神科受診となった。

【所感】当時SC未配置校で、いじめの調査では友人関係にトラブルはなかった。本人の訴えと現実にずれがある場合には背景に精神的な困難を抱えている可能性があり、専門家の面接が必要である。この事例では、不登校がはじまった頃に統合失調症を発症していたが、そのことを学校が疑わなかったために医療機関受診に至るまでに

JCOPY 88002-187

時間がかかった。

❖ 危機の認識と対応

教師が子どもの様子や家庭的背景の変化に気づき、ＳＣにつなぐなどの対応をしている場合と危機的事態に気づかず子どもたちの微妙な変化を見逃したり、自分自身の体験から問題視しなかったりしている場合がある。教師からみて、他児に比べてより強い反応を示したり、刺激に敏感になっている場合には、子どもが問題を抱えているサインであり、配慮することが大切であることをＳＣとして伝えていきたい。ＳＣは日々の活動の中で心理的な観点をもって学校の出来事を観察し、簡潔で的確な見立てを行い、予防についても考えなくてはならない。

危機的事態に直面すると人はさまざまな反応を示す。事例にみられるように、はっきりと言葉で不快感や苦痛を表現する子どももいるが、行動で表わす子どももいる。表現の仕方が異なるので身近な大人がその変化に気づき、対応することが望まれる。

対応の仕方は事例によってかなり異なる。事件・事故・災害など大きな影響を及ぼす事態であれば、まずはライフラインの保障が優先され、その後急性ストレス反応についての認識や体験の表現（言語、非言語による）の受容、リラクセーションなどの心理教育が必要である。前述した事例においても対応は多様である。事例1、2、4のように、話したい気持ち、聴いてもらいたい思いが強い場合は、しっかり話を聴くことが大事で、事例によってはその後どうしたいかをともに考えるとよいこともある。事例3、5、6のようにショックが大きくて、また年齢が小さくて言葉にできないこともある。そのようなときには、そばに寄り添ってショックを受けたことに共感し、安心感を与えることが大切である。無理に体験内容を話させることはかえって本人を不安にさせたり、混乱させてしまうこともある。要は、子ども自身や保護者が、自分の立場にたって話を聴き相談に乗ってくれると感じられることが大切である。事例7のような場合には、その子どもがなんらかの困難に直面していることを感じてSCなどに教師が相談することが重要である。

SCの役割は、心のケアが必要な当事者に直接かかわらなくても、日々身近に子どもと接している教師や保護者が安心して子どもにかかわれるように、また彼らのエンパワメントを支援していくことである。そのために子どもの状態や変化を教師同士が理解し合い、連携して対応に当たるようサポートし、保護者とも連携を図ることが必要である。SCは平素から教師と信頼関係を作るよう心がけ、教師とは異なった視点で事態を把握できる存在として認められ、協働できるようでありたい。そのためにも、校内での事例検討会など事例を集積、共有し、対応を考える会を、関係者がたとえ少人数でも定例的にもつことは有効である。

また危機対応は管理職の認識、リーダーシップが問われる。早急にSCも含めた関係者が校内会議を開き協力体制を確立していくことが肝要で、ときには関係機関の協力も求められる。

❖教育現場における「ヒヤリ・ハット」

労働安全や医療事故を扱う現場では、事故を極力少なくするために「ヒヤリ・ハット」の事例を集め、一つひとつの対応について検討し、類型化して善処している。「ヒヤリ・ハット」は大きな事故の前には29回の小さな事故があり、その前にはさらに300回の「ヒヤリ・ハット」があるといわれているように、気づかなかったり放置しておいたら大事に至る事態である。基本的には報告した人の責任を問わず、むしろ報告しなかったときの責任は大きいことを周知すべきであるとされている。教育現場でも「ヒヤリ・ハット」の段階で適切な対応をすれば、子どもたちが大きく傷ついたり、将来に影響を及ぼすかもしれないトラウマを未然に防ぎ、軽減することが可能であると認識すべきであろう。また、このような取り組みが予防につながると考える。

まとめ

危機的状況にうまく対応できれば子どものピンチは救われるが、適切な対応がなされない場合は深刻な事態に陥る危険性がある。筆者らはSC活動においてうまく対応できなかった、あるいはできていない事例をも集積し、学校全体で共有し、今後に活かしていくことが必要と考える。

□**参考文献**

（1）福岡県臨床心理士会 編：学校における緊急支援の手引き．2001

（2）福岡県臨床心理士会 編：学校コミュニティへの緊急支援の手引き．金剛出版，東京，2005

（3）金　吉晴 編：心的トラウマの理解とケア．じほう，東京，2001

（4）大西俊江，早瀬眞知子，多久和祥司：学校における緊急支援の取り組み―生徒の転落事故に直面した学校に対する臨床心理士の援助―．島根大学教育臨床総合研究 1：33-47, 2002

（5）山本和郎：危機介入―コミュニティ心理学から．村山正治，鵜養美昭 編：実践！スクールカウンセリング．金剛出版，東京，2002

Chapter

2

教員の不祥事

本事例は当該校以外より派遣された臨床心理士が執筆した

教員による事件や不祥事といった組織的な危機はしばしば見受けられるところである。本事例は、生徒を教え育むという重要な職にある教員の非倫理的な行動によって起きた事件で、生徒や保護者、同僚教員はもちろんのこと、社会に投げかけた衝撃はきわめて大きかった。筆者ら臨床心理士は、教育委員会から子どもたちへの心のケアの要請を受け、事件報道の翌朝から学校に出向くことになった。筆者らは、これまでに学校現場で事故や災害が生じたときに緊急支援として心のケアの要請に応じて支援してきた経験はあるが、教員による事件で危機的状態をきたしている学校に対して、専門家として援助する取り組みははじめてであった。誰に、何を、どのように支援していくのか、心のケアの具体的取り組みについて即断し、実践していかなければならなかった。関係者が状況を客観的に判断し、実行してきた具体的な対応について述べ、今回の不幸な事件から学んだこと、積み残された課題について分析し、危機管理、緊急支援のあり方について検討したい。

❖事例の概要

当該学校は転出入生徒数が多い大規模校である。スクールカウンセラー（SC）は隔週4時間の勤務で、活動を行っていた。本事件は年度末の慌ただしい時期に、学級担任であるA教員（男性）が、同僚に対するストーカー行為の疑いで逮捕され、学校全体が混乱状態に陥ったものである。

❖支援チーム結成に至る経緯

逮捕当日に、学校にA教員逮捕の連絡が入り、校長は全教職員に事実を告げるとともに今後の対応について協議を行った。関係者や各家庭への連絡が行われ、PTA役員会の開催、A教員の担任する学級の保護者会が開かれた。筆者らがかかわるまでに教育委員会と校長が、今後の対応について話し合っていた。

当該校配置のSCは、当日夜のニュースで事件を知り、学校のSC担当教員に生徒の心のケアへの協力を申し出た。さらに、当該校配置SCは事件の影響の大きさを懸念し、筆者を含む2名のSCに連絡し、筆者らは支援要請に応じることを内諾した。翌日教育委員会から筆者らへ正式な支援依頼があった。また医療的な立場から精神科医の協力も得ることができ、4名の専門家支援チームが結成された。

❖緊急支援におけるコンサルテーション活動の実際

緊急支援においては、できるだけ早期に学校現場に出向き、事実経過を確認し、状況を的確に客観的に判断し、支援のプログラムを立て、実行していく必要がある。筆者らは、関係者（管理職、学年主任、支援チーム、教育委員会）との話し合いを通じて、現在どのような危機状態にあるのか、それまでの学校風土（教員集団の人間関係、管理職の管理能力、生徒と教員との関係、保護者との関係など）に関する学校全体のアセスメント、さらに誰にどのような支援をしていくのかについて検討した。

事実経過を確認していくなかで浮かび上がってきた危機状態としては、教員らが事件報道直後から生徒や保護者への対応に追われ、疲労困憊している様子がみられた。事件に対する思いにも教員間で違いがあるように感じられた。以前からA教員について不審に思っていた他の教員から管理職に進言したこともあったが、プライバシーや人権を考慮して事件発覚まで対処できなかった。学校風土として教員同士のまとまりに欠け、ストレスフルな職場環境だったと推測された。

筆者らはそれぞれの教員が子どもたちのケアをするためには、まずは教員へのケアが優先されると判断し、そのために筆者らが出席する職員会議を開催するよう校長にコンサルテーションを行った。大変慌ただしい中、1時間半にわたって開かれた職員会議では、校長より経緯説明と、筆者らが緊急支援として派遣された旨の紹介があった。筆者が「生徒の様子や各教員が今感じていること、思っていることについて話してほしい」と述べると、緊迫した重苦しい雰囲気の中から、数名の教員が生徒について報告した。その後、教員の1人から厳しい口調で「先に思いを言うのは難しい。まず事件の状況説明をもっと詳しくしてほしい」との発言があった。校長が改めて逮捕に至るまでの経緯について説明すると、やっと教員から事件に対して感じていることや、同僚に対する怒り、不安、焦り、不信感など抑えがたい感情が吐き出された。「あのとき、ああしておけばよかった」といった罪悪感や「気づいていながら何もできなかった」といった無力感なども語られた。はじめはこれまで抑え込まれていた感情が一気に表面化し、重苦しい空気が流れたが、やがて少しずつ今後に向けての建設的な意見や共通理解も示された。その会議の中で、ストレスについての心理教育を行うことができた。

筆者らは、ストレスチェックを行うことで、教員自身が自分の状態をきちんと認識すること、子どもたちの様子をよく観察すること、気にかかることがあれば養護教諭、SC、管理職などに相談すること、この危機的事態を教員が一丸となって乗り越えていけるよう援助していく旨を伝えた。また子どもたちや保護者への対応について養護教諭や担任の個別相談に応じた。

A教員が以前担任していた学年の生徒や、生徒指導担当であったA教員から厳しく指導された生徒もいて動揺がみられた。その生徒たちの中には他の教員に対する不信感や不安感を口にしたり、反抗的な行動をする生徒もおり、落ち着かない様子であった。子どもたちが法律や人権や犯罪・非行について考えたり、自分自身について考えられるように、教員にコンサルテーションを行った。その一環として、少年非行の専門家に話をしてもらうことになった。そこでは「逮捕されたがまだ容疑者の段階で、罪は確定していないので、うわさや憶測で話すことはよくない」と法律の解釈を加えた話や、「悪いことをする大人がいるのも現実で、大人が信じられない状態になるのも理解できるが、大切なのは『他人がではなく、自分はどんな人間でありたいか』を考えて行動することである。そこでどんな行動をとったらよいかの判断規準になる自分らしさをしっかりと確立していってほしい」といった豊かな臨床実践に裏打ちされた話があった。

保護者会ではストレス反応についての「心理教育」を行い、出席しなかった保護者にも伝わるように「ＳＣ便り」を発行した。また不安の強い保護者に対して、ＳＣと精神科医師が個人面接を行った。

支援チームのミーティングで、誰にどのようにコンサルテーションを行っていくかが確認された。４名の支援チームのスタッフはその日の活動の振り返りと今後の見通し、取り組みについて情報交換を行った。ミーティングの中で、Ａ教員が担任していた学級の対応（新しい担任と補助体制）、保護者への報告をこまめにしていくこと、生徒が事件をきっかけに教員や大人に対して不信感を強めているので、今回の事件を校長からきちんと生徒に伝える必要性があることなどを話し合い、管理職に対してコンサルテーションを行った。

また、教育委員会に対して教員のメンタルヘルスが重要なことを提言した。その後、教育委員会は、教員のメンタルヘルスケアのための体制確立に関する審議会を立ち上げるに至った。

❖コンサルテーションの視点から

本事例では、学校の危機的状況の中で外部の支援チームは学校組織の問題点を整理し、管理職の対応策について助言することによって、生徒、教員、保護者の急性ストレス反応を軽減することができた。事件発覚直後の職員会議で学校側と支援チームの信頼関係を作ることができたので、それぞれの役割が協力的に、効果的に機能したと考えられる。生徒への支援には、同時に生徒に直接かかわる教師への支援が必要である。生徒を指導する側の教員も生身の人間であり、緊急事態に対して動揺したり不安になったりするのは当然であるが、実際の緊急場面では生徒のことを優先するあまり、セルフケアのゆとりもなく頑張ってしまい、自分の感情を押さえがちになる。力を十分に発揮してもらうためにも教職員自身のメンタルヘルスケアが大切となってくる。そのためには、外部の専門家（臨床心理士や医師など）の活用と専門家同士の連携が必要である。今回の支援チームは臨床心理士だけでなく精神科医師が加わったことで、支援の視野が広がった。また、少年非行の専門家の話しを通して事件を隠すのではなく、教訓として活かせるように生徒に伝えていくことができた。

今後に向けての課題としては以下のことが考えられる。

本事例では、生徒および教員のメンタルヘルスに関して中心となる養護教諭の役割が十分機能しておらず、メンタルヘルス担当教員の意見も積極的に取り上げられていなかった。すなわち、プライバシーを守って話し合える体制が学校内部で未確立であった。配置ＳＣもＡ教員にかかわる相談を他の教員より受けていたが、時間的制約もあり、また教員の問題であるという点から、踏み込むことができなかった。教員が非倫理的な行動などをしたときに、きちんと問題を明らかにしてそれと直面する構えがＳＣにも要請される。

また、テレビや新聞などの取材により子どもたちが二次的に被害を受けることもある。今回、管理職には教育委員会に対して、マスコミの取材は窓口を一本化するように要望してほしいというコンサルテーションも行った。報道機関に対して、節度ある取材とともに人権を配慮した報道を行うよう促す活動が重要である。

Chapter 3

マスコミ報道によって明らかになった教員の体罰

本事例は当該校以外より派遣された臨床心理士が執筆した

緊急支援の事例では、学校に配置されているスクールカウンセラー（以下配置SC）の他に、教育委員会よりカウンセラーが派遣される（以下派遣SC）。本事例では、筆者が派遣SCの一員として協力を依頼され、状況把握が十分にできないまま生徒・保護者の面接を行った。全体状況がみえない中、派遣チームの一員として戸惑いながらの活動であったが、改めて緊急支援の流れを振り返り、緊急支援とチームの一員としての役割を検討する。

❖ 事例の概要

「教員が生徒への体罰を繰り返し、その生徒が不登校になりＰＴＳＤの症状も出ている」との報道があった。体罰を受けた生徒の保護者が学校と教育委員会に抗議をしたが、納得いく回答が得られなかったため、外部機関に相談した結果、事件が明るみに出た。当該教員は当時学校からはすでに異動していた。

❖ 派遣までの経過

報道当日の夜に臨時職員会議が行われ、翌日ＰＴＡ役員会、２日目には臨時ＰＴＡ総会が開かれた。３日目は連休明けで、当該学年の担任による聞き取り調査を行った結果、生徒の動揺やマスコミによる二次被害があったため、学校から教育委員会にＳＣの派遣が要請された。第１回の学校・教育委員会・配置ＳＣの打ち合わせ会議では、派遣ＳＣには参加の要請はなかった。

筆者は配置ＳＣより派遣ＳＣとして3日間で生徒への面接を行うよう依頼され、事前に配置ＳＣと話し合いを行ったところ、以下の問題点が浮かび上がった。

①体罰を受けたと抗議した保護者は、学校に対する不信感が強く、学校の提案するカウンセリングは受けないという強い意志をもっている。

②面接の目的については、管理職や教育委員会は「とにかく専門家に入ってほしい」と言っているが、多くの教員は「生徒の様子は問題ない」という感覚であり、配置ＳＣが感じている生徒の印象と教員の印象との間にギャップがある。

③事件を目撃したり、マスコミによる被害で傷ついている生徒がいると考えられるが、生徒に学校から事件に関しての説明はされていない。

そして、配置ＳＣから次のような説明を受けた。

①今回の面接は、「今、抱いている心の不安や悩みについてのカウンセリング」と担任から説明する。

②各ＳＣがばらばらに面接するのではなく、統一した面接が行われるように質問紙

を使ってほしい。

③今後の継続面接の必要性は、専門家の立場から判断してほしい。

しかし、筆者には学校側や担任がＳＣに対してどのような期待を抱いているのかその真意が伝わってこなかったため、釈然としない思いであった。

個人面接の実施

面接開始当日、筆者が学校に到着し、通りがかった教員に挨拶したもののほとんど反応はなかった。また校長や教育委員会との事前の打ち合わせの機会も設定されていなかった。

生徒との面接では、自己紹介の後、「報道があった時期から最近の様子」「出来事に対する気持ち」「ストレス対処法」などを聞き、語ってくれたことをしっかりと支持した。生徒の中には、「宿題ができないと、げんこつをされた」「私の書いた作文を先生が気に入らなかったようで、全面的に書き直しをさせられた」など、体罰を行った教員に対する嫌な気持ちを語る者もあった。SCの継続面接よりも教員が注意深く生徒の様子を観察することが重要と考え、担任にコンサルテーションを行った。

保護者面接では「保護者間のコミュニケーションがうまく取れなくなった」「こんな大きなことになり、誰がマスコミに話したのか」など、保護者間に生じた疑心暗鬼や学校への不信感が語られた。筆者らも学校からあまり説明を受けていない状況であり、保護者に対して学校がどのような対応をしていく必要があるかについては、コンサルテーションができなかった。

出会う教員は一様に表情が硬く、外部から来たSCへの拒否感、不信感が感じられた。教育委員会主導で配置SCを中心に一生懸命動いていたが、SCが学校に入ることについての目的や必要性など、教員への説明と了解は得られていたのか、授業を割いて生徒全員の面接を実施したことは教員のニーズに添っていたのか、加熱したマスコミ取材で疲れきっているところに外部のSCが介入し、教員をさらに傷つけることになっていたのではないかなど、緊急支援の方法に対する疑問が残った。

一方、実際の生徒・保護者面接では、言葉にすることができずに抱えていた気持ちを聴くことができ、面接後に担任との情報交換をしたことは、担任が生徒の理解を深める上で役立ったのではないかという実感はあった。

3日間の個別面接終了後は、配置SCと近隣の支援SCの2名が、引き続きケアが必要な生徒への継続面接、保護者への報告、教員研修（結果報告、児童への対応、ストレスマネジメント）などを4ヵ月間にわたり実施した。特に教員へのアフターケアが長期間に及んだことは、教員自身の不信感や心の傷の深さに通じると感じられた。

コンサルテーションの視点から

教員による体罰の事例では、周りがすぐには気付けずに、対応が遅れて生徒に症状が出るようになってから明らかになることが多い。本事例のようにかなり時間が経ってからマスコミ報道などによりはじめて問題が発覚し、学校や地域に混乱をきたすこともある。

この事例の困難な点、問題点として、学校や教育委員会から「とにかく専門家に入ってほしい」と「心のケア」の要請があり，配置SCが中心となって進めたが，実際には被害を受けた生徒は支援を拒否しており，誰に対してどのような支援を行うのかが不明であったこと，支援の必要性について教員間での合意を得る作業がなされなかったこと，また，派遣メンバー間の意思疎通の場をもつことができず，目的，目標を共有する機会もないまま流れてしまったことが挙げられる。

本書「緊急支援・危機対応の実際」で述べられている通り，このようなすれ違いを防ぐためには，介入の是非を含めて支援に入る前に事件の経緯，緊急支援の目的，目標などを確認し，合意したうえで実際の活動につなげていくことが重要である。初動前のスタッフ会議がもてない場合でも，情報や目的を共有した上で，実働につなげていく必要がある。今回，筆者が感じた「学校側や担任がSCに対してどのような期待を抱いているのか理解できない」という釈然としない思いは，現場に入ってからも続いたので，SCがこのような違和感をそのままにせず，SCチームに伝えることができるSC同士の親密な関係性が求められる。

またSCは，教育委員会と管理職主導ではじまる初期介入を教員全体のものになるようつないでいく役割も担う必要がある。具体的には管理職のみと打ち合わせをするのではなく、職員会議などに出席し、「事実確認と支援の目的・今後の流れ」を教員と共有することが必要である。そうすることで教員とＳＣなどの支援者は、同じ言葉で生徒・保護者に語ることができ、その後の活動がスムーズになる。教育委員会や管理職と教員の思いにずれがある場合、ＳＣはその溝を埋めていくつなぎ役として、それぞれの思いを聞き取り、すり合わせていく作業を担う。さらに緊急時には、職員間に「口に出してはいけない雰囲気」が流れていることが多くみられるので、心理職としてはなるべく早く機会をとらえて、言葉にならない当事者の思いを語れる場を作ることが必要であろう。

今回、被害者以外の生徒全員に対して面接を実施したことで、意図的ではないとしても、面接を拒否した被害生徒が孤立感を深めたのではないかという危惧がある。また、体罰の被害に遭った生徒と保護者への支援について話題にすることもできなかったことは、大きな課題として残った。今後は弁護士会など外部機関とも連携し、被害生徒を中心にした目線での話し合いが必要であると考えられる。

報道・取材による二次被害を防ぐ…………………

早瀬眞知子

学校などで事件・事故が起きるとマスコミ関係者がどっと押しかけてきて，緊急対応に忙しい管理職に取材をせまり，現場での対応を迅速に行うことが阻まれることがよくある。また，校門前や通学路で取材スタッフが子どもたちを待ち伏せして，視聴者の興味を満足させるようなインタビューをしたり，映像を撮ろうとして二次被害が生じるということもあった。取材カメラを避けるために　閉め切った暑い体育館で生徒や教職員が校長による事情説明を記者会見が終了するまで長時間待っていた，ということもあった。適切な報道は重要であるが，つらい思いをしている人にマイクを突き出し「お気持ちを」とせまるなどの行為は取材における倫理に反すると考えられる。報道機関も興味本位の取材となっていないかどうか，検証する必要がある。

一方本事例は，体罰という学校の自浄作用が働きにくい事件で，地道な取材活動により世間に事件を知らしめ，学校の隠蔽体質に問題提起を行ったということで意味のある報道だった。危機対応としては当事者不在にもかかわらず，体罰の影響は大きく，多くの子どもたちに心の傷を残していることが緊急支援の中から明らかになった。
　取材を受ける側については、校長以外の取材対応責任者を決めて、窓口を一本化しておくことが重要である。広島県教育委員会ではマスコミ対応を重要な危機管理と位置づけ、
ア 学校が主体性をもって県民に説明すること（アカウンタビリティ）
イ 確実な事実のみを話すこと（疑問や不明な事柄について軽率に話さない）
ウ 人権および個人のプライバシーを守ること
として、「学校は、ただ感情的に反発したり、取材を拒否することなく、学校（校長）が主体をもって対応すべきである」「マスコミ対応となると学校は、一般に守りの姿勢、隠そうとする意識が目立つ場合がある。このことがかえって、マスコミ関係者に不信感を与えたり、マスコミを通して情報を得る県民の反発をまねく場合が多い」と述べている。

□**参考文献**

広島県教育委員会：生徒指導に関する危機管理マニュアル．生徒指導のてびき（改訂版）．2010

Chapter

4

いじめ問題
―功を奏した校内支援会議―

本事例は当該校に配置された臨床心理士が執筆した

この事例は個別相談からはじまり、保護者のニーズに添う形で、「いじめた・いじめられた双方が参加する支援会議」を実施したものである。双方の児童・保護者が納得のいく一つの区切りとはなったが、当該校のスクールカウンセラー（SC）としてかかわった筆者にとっては、渦中において全体状況を把握しつつ、いつ、誰に、どのようなコンサルテーションが必要なのかをアセスメントすることはきわめて難しかった。本稿で事例を振り返り、問題点を整理したい。

事例の概要

A子は小学校6年の秋頃から、不眠、食欲不振を母親に訴え、冬休み前には「人が怖い」と学校を1日欠席した。数日後、A子が校舎の屋上で泣いているのを、校内巡視中の教員がみつけた。A子は「4月からB子との関係で悩んでいる」「B子とC子が2人で話しているのをみて辛くなって、教室を飛び出した」と担任に話したことで出来事が発覚した。担任は、母親からA子が登校したくないと言っていると連絡を受けたので、学年主任と管理職に報告し、SCである筆者に「A子が対人関係で悩んでいる」とA子と保護者へのカウンセリングを依頼した。

面接の経過

筆者はA子の母親との面接で、「A子が冬休み前に、B子とC子から髪を切ってくるようにしつこく言われて、髪を切ったこと」や、「A子が屋上で泣いていたことを担任から知らされておらず、ショックだったこと」などを聞いた。その後SCはA子に面接した。

新学期がはじまると、A子は母親の送迎で1日おきに登校するようになった。その後の面接でA子の母親は「前回の面接で気持ちが少し楽になった」とは言うものの、すべてのページに大きな字でB子、C子によりいたずら書きがされ「親に言うな」とも書かれたノートのコピーを見せた。母親が、「担任の対応で余計に傷ついた。管理職に聞いてもらわなければ気持ちが収まらない」と言ったため、夕方、A子の両親と管理職3名とによる話し合いがもたれた。父親は「A子が泣いていたことに対して、A子が『大丈夫』と言ったので担任が事実確認や指導をしなかったこと、A子が『誰にも言わないで』と言ったので管理職にも言わなかったこと、屋上で泣いていたことを親に報告しなかったこと」など、担任の対応について不満をひとしきり述べた。さらに「クラスでは、担任がA子のことを『対人関係で悩んでおり人と接するのが怖い状態』と伝えているようだが、いじめられてそうなったといって学級指導をして欲しい。また担任に『雨降って地固まる』と言われたが、その言い方はひどい。いじめを人権問題としてとらえているのか。子どもの人格を壊した。娘を元に戻して欲しい」と強く訴えた。同席した学年主任によると、父親は管理職の表情や態度にも腹を立て、声を荒げて管理職を問い詰めたとのことだった。

筆者は管理職から「保護者は、『SCに後押ししてもらった。相手方と話したい』と言っている」と、筆者が保護者を陰で煽ったように言われ、責任を問われたように感じた。実際のところは、SCは父親から「B子、C子の両親と話したいが、自分たちだけでは糾弾になる」と相談を受けたので、「関係修復のための支援会議という方法がある」と提案した。また筆者は、学級指導をする際には、抽象的にいじめや人権について話をするのではなく、A子さんの気持ちから離れないように指導することが大事であることを管理職へ伝え、そのためには学級指導よりも前に、当事者同士の話し合いを行い、それぞれの意見を聞くなどの準備が必要だろうと管理職へコンサルテーションを行った。

その後、筆者は管理職から、「A子の保護者は、B子、C子の保護者との話し合いを希望し、学級指導については『いじめ対応マニュアル通りにやって欲しい』と要望している。保護者同士の話し合いの進行役は、信頼関係が弱い教員では難しいのでSCにお願いしたい。話し合いの内容は3家族のことだけに的を絞って欲しい」と依頼された。

支援会議に向けての調整

その後、筆者はB子、C子の母親と個別面接をした。B子の母親は、「A子の立場なら人間不信に陥るだろう」とA子の気持ちを理解し、C子の母親も「家族ぐるみで付き合い、小さいときからずっと一緒なのに、どうしてこんなことになってしまったのか……」と、涙ながらに語られた。B子、C子の母親に支援会議の目的を説明すると、「直接話す機会が欲しい」と開催を希望された。

さらに、B子、C子との個別面接を行ったところ、B子は「ノートや成績カードに、あだ名を書いたり、落書きをしたりした。『髪を切って』って3～4回言ったら切ってきた」と言い、C子は「嫌がることをした。髪切って……って言ったのは面白半分だった。何でも言うことを聞くなあと思った」と言い、2人ともA子の気持ちは「先生に言われるまでわからなかった」と話した。

同日のA子の母親との面接では、「A子は外出もできず、食欲もない。日増しに元気がなくなっている」「加害者が守られていると感じた。弱いものは泣き寝入りしかないのか」「ゆっくり休ませたい気持ちと、これからのことを考えると不安な気持ちがある」と母親の悩みが語られた。

また、しばらくしてA子の両親との面接で、父親は「学校の対応によっては、人権擁護委員会に相談したい。3ヵ月もほったらかしで、今まで何を指導しているのか!」と、机を強く叩いて激昂した。しかし帰り際には、落ち着いて「私はすぐカッとなるのでどうなることか」と支援会議を心配された。筆者は「もしお父様がカッとなって、会の目的に外れたときには私が修正します」と約束した。

❖支援会議

参加者はA父母、B母子、C母子、管理職、学年主任、担任と合わせて、なるべく多くの先生に参加して欲しいというA父母の希望により、6年の全教員が出席したため計10数名の参加となった。A子は欠席したが、A子の存在を示すものとして椅子を準備した。

会の目的は、

①この出来事でA子がどのような影響を受けたか

②A子が1日も早く、安心・安全な学校生活を取り戻すためにそれぞれの立場で何ができるか

について話し合うことの2点で、B子とC子のしたことの良し悪しを問う場ではないことを確認した。また、安心して会議を進めるために、

①目的に沿った話し合いをする

②誰もが意見を言うことができる
③どの意見も大切に聞き、責めたり、攻撃したりする場ではない
④ここで話したことの秘密は守られる

以上のことを約束しあった。

筆者はファシリテーターとして、全員に参加してもらったことに感謝の言葉を伝えた後、目的に沿って話し合いを進めた。最後にA子の父親からの質問を筆者が取り上げ、B子、C子に「なぜ、髪を2度まで切るように言ったの？」と聞いたところ、父親の方から自然に「追い詰めようとしているのではありません。そのことは、もういいです」という許しの言葉が出た。

この支援会議の成果として、
①双方の参加者が目的と約束を確認した上で、落ちついて話ができたこと
②それぞれの保護者が直接会って話したい気持ちがあり、双方の希望が叶ったこと
③A子の父から、自然な形で許しの言葉が出たこと
が挙げられる。一方で課題として最後にBとCの母子から、自然に謝罪の言葉も出て

終了したが、合意事項としての学級指導の期限をその場で決定することができなかったことが挙げられる。

終了後、担任はすぐにB子、C子に電話連絡をし、勇気をもって参加したこと、話せたことを支持する言葉かけをした。

支援会議後のフォロー

A母子面接で、A子は「登校したい気持ちはあるが、学校の近くに行くと胸が苦しくなる」と話した。母親は担任への不信感が強く、合意事項の学級指導は担任のみで実施して欲しくないと希望した。その後、A子は外部の相談機関で週に1回、継続的にカウンセリングを利用することになり、筆者から外部の相談員につないだ。

また、筆者は学年職員会議に出席し、教員にストレスチェックを実施した。教員自身のチェックとA子と家族の思いを想像する目的もあった。教員全員に、今回の出来事についてはじめて知ったときの状況から、思考、感情、体調の順に語ってもらった。また、支援会議で親の気持ちを直接聞いて、感じたことを学級指導に活かしてほしいとお願いした。B子、C子については、勇気をもって参加できたことで、責任の一部を果たせたことを支持することが大事と伝えた。筆者の退室後、引き続いて学級指導について話し合いがもたれたが、いつになく建設的な意見が出たと学年主任から聞いた。

校長は、「支援会議で、被害者が加害者になることを心配していた」と話したが、筆者は「SCが参加者それぞれに事前面接を行ったことで、自然な形でリハーサルができていたから大丈夫だった」と伝えた。校長から「管理職として何をすればよいのか」と質問されたので、「職員間のコミュニケーションをよくするために、教員にねぎらいの言葉をかけてほしい」と、かねてから気になっていた教員へのメンタルヘルスケアについて伝えた。

後日、B子、C子との個別面接を行った。C子は筆者への手紙を持参したが、内省が深まり、自分ができることを書いていた。B子は筆者の質問にポツリポツリと答える程度だったが、「A子さんに早く学校に来てほしい」と言葉にした。A子は少し時間を要したが、カウンセリングを継続しながら養護教諭のサポートを得て、徐々に登校できるようになっていった。

なお、本事例のその後として、支援会議の方法が継承され、困難なケースが生じた場合はこの方法が取り入れられるようになったとのことである。

❖コンサルテーションの視点から

今回、学校の配置ＳＣである筆者が支援会議を行ったが、渦中のＳＣが教員や生徒、保護者のコーディネートをしながらコンサルテーションや支援会議を実施していくのは多重構造になり問題に巻き込まれやすい。外部から支援ＳＣなどに入ってもらった方が学校組織を動かしやすいのではないかと考える。予算上の問題では難しい面もあるかもしれないが、Ａ子の父親が人権擁護委員会に相談することも話していたので、学校組織を動かすために、配置ＳＣが管理職に伝え、「外部性」を機能させていくことが有効であったかもしれない。

また、当該校ではＳＣコーディネーター（教員）は毎年交代制であったためほとんど機能せず、学校に問題が起きても、相談体制の構築をその都度一からはじめなければいけないということが続いていた。本事例のようなことが続くと、教員はやる気を失い、日常的な職員間のコミュニケーションにも大きく影響を及ぼすだろうし、第2、第3の問題が起こらないとも限らないと、管理職にSCコーディネーターのあり方に対するコンサルテーションを行うことも大切である。

今回、支援会議に学年部の全教員の参加を促し、話し合う場を設けたことで風通しがよくなり、教員間の情報の共有と連携を促す機能を果たしたと言えるが、さらに、管理職と教員、学校全体をコーディネートする視点をもつことが重要であった。SCが、もっと早期に、個別面接の依頼があった段階で、コンサルテーションを意識して関係者会議の開催を提案することができていれば、教員個々の不安が軽減し、保護者の怒りに対して、教員も落ち着いて対応することができ、教育相談システムを活性化させるよい機会となったのかもしれない。

さらに、いじめへの認識を学校組織に対してどのように育てていくかについてのコンサルテーションも欠かせない。「ノートへのいたずら書き」「髪を切らせる」などが起こっているにもかかわらず、「子ども同士のこと」「よくあること」として初期対応がなされなかったことが問題を大きくしていた。いじめ問題に対する教員の研修会を行ったり、教員の各学年会議に参加して啓発を行うなどのSCとしての日常活動が望まれる。

子どもの訴えをうけとめる…………

徳岡光子

SCとしてかかわった児童・生徒の話を聞いていると、児童・生徒が教員に訴えても真剣に受け止められなかったという経験をして相談にくる事例がある。特にいじめの認識では、「ずれ」が目立つことが多い。

筆者のSCとしての経験であるが、生徒が同級生の暴言「死ね」に悩み、筆者に「死にたい」と訴えたことがあった。担任に伝えたが、担任は「あの子はいつも言っている」と問題視しなかった。しかし「死にたい」は、たとえ1回でも尋常な言葉ではない。担任にとっては、被害生徒の日頃の言動から深刻に受け止められなかったようであるが、このような命にかかわるような言葉を発しているときは、どうして生徒が「死にたい」と言うのか問題意識をもって、SCなどに相談する必要がある。

子どもの訴えは、大人がじっくり聴いて受け止めることからはじまる。冗談でもそれなりの問題はあるし、真に死にたいという状況なら、すぐに危機対応をしなければならない。筆者が経験した事例では、相談を受けた後すぐに即座に学校側と連携して有効なサポートができたので、訴えた子どもはその後安定した。

まずは大人が子どもの訴えを誠実に聴く態度が必要である。子どもとの信頼関係の土台があってはじめて、学校や保護者が建設的な方策を見出すことができると考える。

Chapter

5 インターネットにより生じた問題

本事例は当該校に配置された臨床心理士が執筆した

学校現場で生じるインターネット関連の問題について、生徒指導上の問題や、反社会的な行動、ときには法に触れるような問題行動に対しては、明確な価値判断のもとに学年主任や生徒指導主任が中心となって対応するケースが多く、スクールカウンセラー（SC）が相談を受けることは少ない。ここで取り上げるのは、「加害側、被害側の生徒への対応はどうすればよいのか」という教員からの相談があった事例である。

❖ 事例の概要

A子とB子は共に中学3年で、小学校のときからの友達だった。春休みにそれぞれの自宅からメールで写真画像のやりとり（以下写メール）をしていた際、B子が自分の写真をA子に送ったところ、A子は家に遊びに来ていた4～5名の友達と一緒にその写真をみた。A子はその子たちから「胸の写真も送ってもらって」と言われ、内心、どうしようと思いながらもB子に「胸の写真も送って」と送信したところ、すぐに写真が送られてきた。その写真はその後、友達から友達へ、さらに他校生徒にまで配信され、その後他校の教員より学校に連絡があってこの出来事が発覚した。

経過

筆者は、生徒指導主任よりB子への対応について助言を求められた。学校の方針は「B子は写真が皆に渡っていることを知らない。わかったらショックを受けるかもしれないので、今のところは保護者に伝えて、B子への指導は保護者にまかせようと思っている」ということだった。筆者は「まず、保護者に伝える」「保護者の了解のうえ、B子自身が自分を守るための教育が必要」と生徒指導主任に伝え、B子への指導は女性の学年主任が担当することになった。その後、筆者は管理職と話し合い、A子に対しても「従来の『事実を明らかにして認めさせ、自分のやったことを反省させる』という生徒指導の対応で終わりにするのではなく、その後本人の内省を促すことが大切である」と伝え、A子および保護者との面接を行うことにした。

数日後、筆者はB子の指導を担当している学年主任と情報交換をした。学年主任は「B子に『写メールが皆に送られて他校の生徒もみている』と話したが、B子はことの重大性があまり理解できないようで、まったく気にしていないようだった」と筆者に言った。筆者は「B子は、胸の写真を躊躇なく写メールでA子に送るなど、友達に相手にしてもらえるなら、相手の要望になんでも応えようとする傾向が顕著であり、対人関係を築くのが困難なために、問題が生じている可能性もある。この出来事をきっかけにB子に対する保護者の対応の不十分さやB子自身の理解力の乏しさも明確になった。今後時間をかけて、B子自身の力がつくようにさまざまな支援が受けられるよう、環境の調整をしていく必要がある」と学年主任に伝えた。

その後、筆者はA子と保護者との3者面接を行った。A子には「事実」「気持ち」

「出来事による影響」「これから」について、順に聞いていった。A子は、ためらいながらも周りの友達に押し切られてしまった自分を振り返り、「断れるようになりたい」と話した。また、父親が病気で仕事を休んでおり、親に心配かけたくないから、とひとりで悩みを抱えていたことを語った。筆者はA子に、父親についての思いを母親と共有するよう勧めた。

母親は、父親のうつ病のことをA子にはなかなか伝えられなかったと語った。面接で、筆者は「B子とその家族にはすでに謝罪し、A子も苦しんでいる。A子も母親も、自分たちを責めすぎないように」と伝えた。母親からは「B子の家族から『弁護士と相談している。弁償についての書類ができたら押印してもらいたい』と言われたが、そういう経験はないし、どうしたらよいかわからない」と話が出たため、筆者は無料法律相談機関の紹介をした。

A子にはその後、担任が積極的にかかわりをもち、校内でのサポート体制が考えられ継続的なケアが行われた。

❖コンサルテーションの視点から

危機的な事態が発生すると、教員が全体の状況を把握できないまま一部分のみの情報でSCに助言を求めることがある。また、教員が全体の状況を知っていても、SCには面接のみを担当してもらえばよいという考えから、SCに全体の状況を知らせずに、面接のみを依頼する場合もある。本事例でも教員から「A子とB子」の関係性の中で、被害生徒B子への対応についてのみ助言を求められた。

筆者はB子自身の対人関係の苦手さや、理解力の乏しさ、保護者の対応力の乏しさを見立て、教員に対して、今後B子に対し担当教員を決めて継続的に支援する必要性があるというコンサルテーションを行った。

また、A子に対しては加害者としての指導のみでは不十分と感じたので、筆者がA子との面接を行ったところ、A子の背景として、父の病気によって長期間緊張状態にあったこと、幼馴染のB子とのメールのやり取りをみた中学校の友達から写メールを依頼され、孤立を恐れて断れない状況にあったことがわかった。A子は、感情表出の様子や反省の言葉にやや幼い印象を受けたものの、親子の情緒的な交流もあり言語表現も可能であったため、母親に家庭でのかかわりを依頼し、そのことを生徒指導主任に伝えた。

さらに、この問題は「A子とB子」の関係性だけでなく、A子を動かした数名の友達の圧力に目を向けることも大事で、数名の生徒と保護者への指導の必要性について生徒指導主任にコンサルテーションを行った。また、それらの生徒だけでなく、例えば他校生徒に対しても対応があいまいになっているのであれば、学校間の連携、情報交換など教育的配慮が必要であると助言した。

近年、携帯電話やパソコンを通じて、インターネット上のウェブサイトの掲示版やSNSで、特定の子どもの悪口や誹謗・中傷を書き込んだり、メールを送ったりするネットいじめが問題になっている。本事例のように軽い気持ちで行った行為が、ネットいじめや犯罪に結びつく悪質なものになる。インターネットの怖さを生徒や保護者に啓発する必要がある。従来、教員は「指導」、カウンセラーは「受容」的立場で、と言われてきたが、学校外部の立場であるからこそみえてくる「指導の必要性」もあり、教員にコンサルテーションを行うことも重要である。

事実の聞き取りのポイント

徳岡光子

臨床に携わる者として、当事者の気持ちを受容することは基本であり大切であるが、気持ちだけを聞こうとしても、本人はなかなか言葉にできないことが多い。そこで、こちらから適宜質問をして、そのことがどのようにして起こったのかについて、具体的に話してもらう方が話しやすい。特に加害事例の場合、なぜ行ったのかと理由を聞いても、簡単な答えしか返ってこない。まずはいつ、どこで、どのようにして行ったのかを聞いていくと、自分の行動の事実なので話してくれる。

行動の直前よりももう少し前から行動の経過を話してもらうと、その行為が衝動的なものかどうかも理解できるし、経過を聞いていると、深く考えることもなく行動している子どももいれば、迷いながらも実行してしまった子どももいる。行動を言語化することによって明らかになることもあり、気持ちを聞くのはその後でもよいのではないかと考える。なかには、行動を話す中で気持ちも一緒に語り、その子どもなりに自分の行動を分析し、反省していると感じさせるケースもある。また聞く側が聞きにくいと感じる内容でも、抵抗なく話すケースもある。

その子どもに何を援助したらよいかを見つけるために、その子が何をどのように行い、どのように思っているのか、それにはどのような背景要因がかかわっているのかなど、事実としての情報が支援者の判断資料になる。本人が実際の行動を語ることがその行動の意味を考えさせる機会にもなると考えられる。家庭状況など、本人を理解する上で必要な事実は、こちらが聞きたいことを埋めていくような聞き方ではなく、話の流れに沿いながら、話した事柄に関連して、「今話してくれた○○は……」と質問し、より具体的に話してもらうことにより理解も深まると考えられる。

Chapter

6

生徒の思いがけない死

本事例は当該校に配置された臨床心理士が執筆した

本事例は、事件の第一報が入ったときに筆者がスクールカウンセラー（ＳＣ）として勤務中だったためすぐに介入できたこと、教育委員会のＳＣ緊急派遣システムが整備されており、支援ＳＣの派遣が早かったことなどにより緊急支援がスムーズに行えた。しかし、管理職が対応に追われている中で、どのように学校との意思疎通を図ればよかったのかは課題として残った。支援の流れを振り返り、いつ、どのようなコンサルテーションが必要だったのかを検討したい。

事例の概要

当日は筆者の勤務日で、普段のSC活動の後、担当教員と打ち合わせをしていたときに、学校に「生徒Aが救急車で運ばれた」という第一報が入った。その後、警察が事情聴取に来校し、校長、担任らが応対した。教頭はすぐに病院に駆けつけたがすでに「検死中」であった。18時過ぎに、病院にいる教頭から学校にAの死亡が伝えられた。

緊急支援活動の内容

学校にいた筆者は、すぐに緊急支援の資料として、

①管理職用（警察やマスコミ対応を含む）

②全職員用（生徒への心のケアおよび緊急支援プログラム）

を作成し、緊急時とはいえ少しでもリラックスできるようにアメとチョコレートを準備し、教職員にそれぞれ配った。19時に教頭が帰校し、「明朝、6時半から職員会議を開くこと」を決定し、職員に帰宅を促した。その後、教育委員会と管理職などで今後の対応についての話し合いがもたれ、筆者も参加した。その席で、「明朝、集会で生徒に報告するが、どのような点に注意すればよいか」と助言を求められたため、

①何を伝えるかについての文書を作っておくこと。文書の内容についてはAの保護者の了解を得ておく

②全校集会では簡単に事実のみを話し、その後の学級集会で根拠のないうわさ話をしないように指導する

③明朝の職員会議には筆者も参加する

とのコンサルテーションを行った。

翌朝職員会議の前に、筆者は教育長、校長、教頭と打ち合わせを行った。その中で、保護者からは「心臓発作で亡くなったと伝えてほしい」という意向があることが報告された。筆者は「保護者の意向を尊重し、死因については言及しないこと。生徒

が突然亡くなったことで共通理解をしておくこと。自死という言葉は使わないこと。自校の生徒が突然亡くなったことで、他の生徒たちのショックは大きいため、生徒に対して十分な配慮が必要なこと。一部の生徒の間に自死といううわさがすでに広がっているが、亡くなったという事実のみを伝える」と話し、全員でそのことを確認した。

職員会議では、筆者が学級指導のポイントとともに、呼吸法などのリラクゼーション法を指導した。教員から「いじめなど、学校生活上に何らかの要因があったのか、また生徒が今どういう気持ちなのかを表現する目的でアンケートをしたい」という要望があり、アンケートは当該学年だけではなく、全学年に実施し、当該学年の学級指導は複数体制で実施することになった。その後の学年会で、配慮が必要な生徒の確認をした。

午前8時半から全校集会が行われた。集会後、教室に移動中に廊下で当該クラスの担任が過呼吸症状を起こしそうになった。ちょうどその場に居合わせた筆者は、職員会議で指導した呼吸法を行い、担任は落ち着きを取り戻した。

1時限目は学級指導の時間となり、筆者は当該クラスに同席した。担任は感情を抑えきれずに涙ながらに、それでも打ち合わせの流れに沿って出来事を伝えると、クラス全体が悲しみに包まれ、多くの生徒が涙を流した。機をみて担任が「人によって反応はさまざまである」と伝え、呼吸法を指導すると、クラスの雰囲気は落ち着いた。担任自身が、先ほど体験的に学んだ呼吸法の効果を生徒に言葉で伝え、生徒は落ち着いた気持ちでアンケートに記入し、学級指導は終了した。

筆者は管理職に、教員に対して「保護者会にあたって」「人生の重大な危機を乗り切るために」、保護者に「保護者の皆様へのお願い」という文書を配布することを提案した。また、担任が非常にショックを受けていることを管理職が気にしていたので、筆者は担任と面接し、その様子を校長に伝え、今後の対応について話し合った。

生徒が下校後、筆者は重苦しい職員室の雰囲気を感じ、参加できる職員のみでも「気になっていること」を語ることが必要ではないかと、職員の話し合いを提案した。そして、

①はじめて聞いたときに考えたこと

②感じたこと

③身体の状態
④今、気になっていること
を順に聞いていった。気になることでは、「マスコミ対応」「遺族の反応」「対外的にどう対応すればよいのか」「生徒の反応をどうとらえればよいか」「休日に家族の予定があるがどうすればよいか」など、具体的なことが表現された。「不眠」「無力感」が強い教員もあり、筆者はゆっくりと話を聴いた。18時40分から配置SC、派遣SCと管理職との話し合いがあり、先ほどの職員との話し合いを報告し、今後の緊急支援日程と2週間後に再度生徒にアンケートをとることについて確認した。

3日目の19時から保護者会が開かれた。出席率は9割と高かった。まず、校長が経過報告を行い、保護者から生徒らへの心のケアについて質問があり、校長から「職員ができるだけ子どものそばで過ごす努力をする」「支援SCを緊急配置する」ことを伝え、筆者からも「生徒が友人の死にショックを受けることは自然な反応であるが、落ち着いてくるのには教師、保護者の協力が必要」と保護者の協力を要請した。またアンケートや学級指導での生徒の状況を伝え、子どもたちの健康な力を信じることが

JCOPY 88002-187

大切と話した。その後，筆者は支援ＳＣと保護者会の振り返りをするとともに，引継ぎを行った。

４日目以降は，通常のＳＣ勤務の中で継続的に支援し，２週間後からは県の予算が確保されＳＣ２人体制となった。２週間後の「心とからだのアンケート」の実施，実施後の担任へのコンサルテーションは，新たに配置されたＳＣが中心となって実施した。

高校生という若さでの死は，重くて受け入れがたいことである。そのような出来事の後，学校の動揺を最小限にとどめ，教員が落ち着いて対応し，生徒へのマイナスの影響を抑えるためにはＳＣの働きが重要である。本事例は，つらい出来事ではあったが，早い段階で教育委員会の緊急支援システムが機能し，管理職の誠実さや，教員と共有しながらやっていこうとする姿勢が，教員間の信頼関係を深め，教員の落ち着きを取り戻すことができた。

筆者は，第一報を学校にいるときに聞いたことで，教員への資料提供や学級指導前の職員会議への参加がスピーディーにできた。これが，教員の安心につながったと考える。また、教育委員会に配置されているSCが緊急時には支援SCとしてすぐに対応できる体制があることも配置SCにとっては心強かった。

その後、夏休みに行われた教員研修では、筆者から「学校における緊急支援」をテーマに心理教育を実施した後、全教員でケースについて時系列で振り返りながら、管理職から教員としての動き方について解説してもらった。今後も教員自身の心身の状態を確認し、生徒や保護者に対して継続支援を行い、教員同士が見守る必要があると考えられた。

コンサルテーションの視点から

緊急支援の意味

今回筆者は配置SCとして現場に居合わせたが、緊急支援に慣れていない学校の教員にとっては「なぜSCがいるのか、何をしているのか」がわからない場合もある。

支援ＳＣなど外部から入る支援者は、「なぜ、ここに来ているのか。何を伝えたいのか」という緊急支援の意味を、現場の教員にＳＣ自身の言葉で伝える必要がある。また押し付けにならないように、管理職と相談しながら、その学校にあったペースで行うことが大切である。

管理職との話し合い

今回、「生徒集会」「学級指導」については、管理職から助言を求められ、あらかじめ綿密な打ち合わせをしたが、「保護者会」については内容や進め方、予想される保護者の反応などについて、十分な打ち合わせができなかった。学校の主体性を尊重したい思いもあるが、強い緊張状態が続いていた管理職の疲労感を考えると、3日目夜の保護者会は、筆者と支援ＳＣ、管理職が一緒に内容を吟味するべきだった。筆者ら配置ＳＣにとっても緊張状態が持続しており、支援ＳＣだけではなく、第三者的立場の後方支援がほしいところである。

評価と長期的支援の大切さ

生徒の突然の死（疾病、事故、自死など）は、どの現場にも起こり得ることで、生徒、教師、保護者に強い心理的動揺を引き起こす。その危機的状況に対して、きちんと向き合い対応することが、二次的な被害を予防する。ことに教育現場では自死の連鎖を防ぐことが重要である。

緊急時に一連の流れがすべて上手くいくことは少ないが、困難な状況の中でもできたことを肯定的に評価し、まとめておくことは必要である。

本事例では、

①初期対応が早く、翌朝6時半に職員会議を開くことを決めたことが教員の安心につながった

②朝の職員会議で、「アンケートを全員に実施する」「学級指導は複数で」など、管理職が気づかない点を教員が提案したことは、教員自らかかわっていこうという意識を生み、連帯感ができた

③最初の段階から，情報を教員内で共有する流れがあり，管理職との認識のギャップが少なかった

など初期対応がスムーズに行われたことが挙げられる。

筆者は，長期的な予測として，「生徒のストレスによるさまざまな反応は，急性ストレス反応だけではなく，3ヵ月後，4ヵ月後に起こることもある。教員にも少したってから反応が出ることがあるので，教員として，同僚として見守ってほしい」ということを伝えた。筆者のように学校に配置されているSCは，短期的な危機介入だけではなく，長期的な視野に立った支援も行う必要がある。

課題

今回，SCとして遺族への直接のケアができなかったが，遺族と担任，生徒は納骨やお盆などの節目で自然な交流が続いていたようである。遺族としては自死を周囲に知られたくなく，病死，事故死とする場合も多い。逆に遺族の中には自死を公にして生徒たちに「いのちの大切さ」を伝えてほしいと切々と訴えられた事例もあった。S

Cとしては遺族の気持ちを配慮した上で、教師や生徒を支えていくことが重要である。

教員はショックで自身の感情を生徒の前で伝えられない場合もあるので、カウンセラーが心理教育をすることも必要である。配置SCは当事者でもあり、教員同様、事態に巻き込まれ、継続的な緊張を強いられるため、支援の際に抜け落ちる部分（今回で言えば、保護者会の打ち合わせなど）も出てくる。支援SCの後方支援や、チェック機能が必要であり、外部の臨床心理士会会員など、第三者的な立場から支援の流れをチェックするような機能を作っていくことが今後の課題である。

□参考文献

（1）高橋祥友，福間　詳 編：自殺のポストベンション—遺された人々への心のケア．医学書院，東京，2004
（2）勝又陽太郎：遺された人（遺族，知人）の反応．高橋祥友，竹島　正 編：自殺予防の実際．永井書店，大阪，pp 202–207，2009
（3）河野通英：子どもの自殺とCRT．高橋祥友，竹島　正 編：自殺予防の実際．永井書店，大阪，pp 217–224，2009

自死（自殺）に傾く人への支援

谷口千枝

自殺未遂者や、「死にたい」「自殺したい」と自殺念慮を打ち明ける人への支援について述べる。

1．自殺未遂者への支援

①　初期対応

支援者の基本的態度は、信頼関係や治療関係を構築するために、まずは傾聴が重要である。傾聴することは受容と共感につながり、自殺企図に至った経緯を聴くことができる。これまでの苦痛を理解し、相談に訪れたことや打ち明けた勇気に対してねぎらうことで、苦痛が軽減し、心理的に危機状態に陥っている人は安心する。そして、力になりたい気持ちを伝え、支援できることに対する明確な説明と提案を行う。安易な励ましや安請け合いは禁物である。

②　自殺企図の確認

支援者の姿勢として、「ＴＡＬＫの原則」に従って自殺企図へ至った背景や問題・悩

みについての状況を把握していく。「TALKの原則」とは、
（Tell）誠実な態度で話しかける
（Ask）自殺についてはっきりと尋ねる
（Listen）相手の訴えを傾聴する
（Keep Safe）安全を確保する
である。

そして、その人や周囲の人の話を聞きながら、適宜質問することにより、情報収集しておくとよい。自殺企図の具体的な状況（いつ、どこで、どのような状況で、経過、動機、自殺企図の手段、遺書の有無など）を傾聴することが重要である。

自殺企図では、自殺行動の手段（服薬・服毒・刃物・ガス・飛び降り・飛び込み・入水・頸首・焼身など）や意識障害・身体症状などの身体合併症の種類によって、支援活動や対応が異なるので、状況や本人の状態を把握することが必要である。

2. 自殺念慮へのアセスメント

「死にたい」気持ちを打ち明けられたときは、自殺予防の機会となる。そのため、傾聴しながら「死にたい」気持ちを受け止め、具体的な計画性などを明確に聞く必要がある。

自殺念慮では、
①　具体的計画性
（ⅰ）時期を設定している
（ⅱ）手段を設定・確保している
（ⅲ）場所を設定している
（ⅳ）予告している（周囲に「これから死ぬ」とメールする）
（ⅴ）死後の準備をしている
②　出現時期・持続性
（ⅰ）出現し消退しない
（ⅱ）変動しコントロール不能
（ⅲ）持続し消退しない
③　強度
（ⅰ）強くなってきている
（ⅱ）自制困難
④　客観的確認
（ⅰ）周囲からみて明らか（遺書を書いたり、身の回りの整理）

（ii）自殺念慮が存在していても否定する

⑤　他害の可能性（「〇〇を道連れに心中するしかない」といった考え）の各項目で可能性を評価し，いずれか1つでも存在する場合は，特にリスクが高いと考えられる。そのような人には，精神科的緊急対応を含め，保護的な対応をし，身の安全を確保することが重要である。

□**参考文献**

平成20年度厚生労働科学研究費補助金　こころの健康科学研究事業　自殺未遂者および自殺者遺族等へのケアに関する研究：自殺に傾いた人を支えるために―相談担当者のための指針―．2009（http://www.mhlw.go.jp/bunya/shougaihoken/jisatsu/dl/02.pdf）

Chapter 7

教員による交通事故

本事例は当該校以外より派遣された臨床心理士が執筆した

予期しない出来事により学校全体が混乱状態をきたしたときに、事態によっては専門家による支援が必要であるという認識が学校現場で広まってきている。支援をしていく側としては、緊急支援の要請が当該校から直接依頼されることはある面では支援に入りやすいと言える。しかし、支援する側としては、どのような支援が求められているのかということに加えて、客観的にみてどのような支援を、誰に、どのように行っていくのかの見通しをもって行うことが重要である。

本稿は、当該校から教育委員会に直接支援要請がなされた事例を通して、直接支援要請があった場合の緊急支援にかかわる活動の要点と課題について検討する。

❖ 事例の概要

中学校が長期の休みに入った翌日に、部活動に向かうために車を運転していたA教員が、国道でスピードを出しすぎて対向車に衝突するという交通事故を起こした。対向車を運転していた男性が重傷を負い、マスコミでも事故のことが報道された。

❖ 緊急支援活動の内容

校長は、A教員が生徒たちや同僚からの信望も厚い教員だったため、生徒らの動揺を予測し、生徒への「心のケア」が必要と判断した。当該校にはスクールカウンセラー（SC）の配置があったものの校長は即座に教育委員会に臨床心理士（スーパーバイザー：SV）の派遣要請を行った。教育委員会は派遣の決定を行い、翌日、派遣要請の連絡を受けて筆者ら2人のSVが中学校に出向いた。筆者らは管理職らと支援

JCOPY 88002-187

の対象、内容、進め方について検討を行った。

支援プログラムの検討

派遣された日（休日）の午前9時から校長室において校長、教頭、部活副顧問、教育委員会職員、派遣SV2名の計6名で支援プログラムについて検討を行った。事故の概要の説明を聞き、支援の対象と方法について討議した。A教員の関与していた部活動の生徒への対応がまずは必要と話し合われ、学校が招集していた部活動の生徒を対象として心理教育を行うこととした。その他の生徒への対応は生徒らが登校してきてから、教員が行うことにした。同僚教員のショックも大きいと推測されたが、教員も部活動の遠征や出張で緊急に全員揃うのは難しい状況であった。準備してきたプリント（出来事インパクト票、その他）を教員に配布し、教員自身の心身の状態を把握してもらうため、教頭が中心となって進めていくよう依頼した。

また、長期休暇明けの始業式後の全校集会では、校長がA教員の起こした事故について説明するとともに、A教員が不在になったことで生じる事態にどのような体制で臨むのかを話す方針を立てた。不安なことがあれば担任か養護教諭に相談するように伝え、それによって生徒たちの不安の解消を図ることとした。

心理教育

支援プログラムの検討を短時間で行った後、部活動の生徒たちの待つ部屋に向かい、心理教育を行った。心理教育では、「皆がこの事故のことを知ってショックを受けたと思う。程度の差はあれ、このようなショックでさまざまなストレス反応が生じる。身体的な反応や精神的な反応など、人によっても生じるストレス反応は異なるが、それらはショッキングなことがあったときの正常な反応であり、自分がおかしくなってしまったなどと心配しなくてもよい。多くの場合、数日から数週間で治まっていく」ということとその対処法について伝えた。その後、何か質問はないかと尋ねると、「事故を起こした先生はこれからどうなるのか」というA教員を気遣う声が多数上がってきた。その時点では逮捕されている以上のことはわからなかったため、生徒たちには「わからなくて心配だね。皆さんは、そのことがわかったら教えてほしいと思っているのですね。そのことを校長先生に伝えておきますね」と返し、生徒たちの不安な思いを受けとめた。その後、管理職に生徒たちの様子を報告し、彼らの心配していることについて伝え、対応を依頼した。

養護教諭、配置SCへの引き継ぎ

支援会議には養護教諭は参加していなかったが、翌日養護教諭より電話で相談があったので、ケアについて伝えた。また、配置ＳＣにはこれまでの支援の経過について報告し、今後のケアについて依頼した。今後、継続して生徒をみていくのは養護教諭や配置ＳＣであるので、支援会議にぜひとも出席してもらい、今後のフォローアップ体制について連携を取っていく必要があったと考えられたが、両者とも不参加だったのは残念であった。

A教員の家族や被害者などへのサポート

Ａ教員の家族や被害者などへの支援についても支援チームで話し合い、該当の地域の臨床心理士や相談機関を紹介し、適切な時期につないでもらうことにした。

❖ 教員自身がケアを受ける意味

緊急事態へのSVらの派遣を決定するのは教育委員会で、事件・事故が発生するとSVまたは当該校以外の派遣SCを複数で派遣するという一定のパターンで決定されることが多い。今回のような重大な交通事故の場合、支援対象と目的について確認する必要がでてくる。本事例は、学校に対しては教員が引き起こした事故ということで同僚教員のケアが重要と考えられたが、長期の休みに入っていたことから職員会議を開いて教員に対して直接的支援を行うということはできなかった。その背景には、学校現場では教員自身がケアの対象となるという考えが非常に希薄で、教員自身は大丈夫であり、ショックなど受けていないと心身の動揺を否認する傾向がある。また、学校内では弱音が吐けないという風土があると考えられる。

緊急支援においては、支援する側が直接、支援についてのアセスメントをする必要があるが、学校側はアセスメントなどは念頭になく生徒への心のケアで派遣要請をしたのだから、当然生徒にすぐかかわってもらえると期待している。本事例でも、筆者らが学校に到着する前に部活動の生徒たちは集められ、筆者らを待っていることがわかった。不安な生徒たちを長く待たせるわけにはいかず、急いで支援プログラムの検討を行うことになった。すでに学校側は前日に職員会議を開いて情報は伝えていたようだが、筆者らが翌日に支援プログラムを立てた際には残念ながら関係の深い教員の参加はなかった。さらに、長期の休みという特別な時期であったため学校の情報伝達は不十分であり、特に教頭と養護教諭の連携がうまくいっていなかったようである。学校側の抱く支援のイメージと真に必要な支援とを突き合わせ、十分話し合い、適切な支援プログラムを立てていくことが重要であることを実感した。可能であれば、前日の職員会議の時点で介入をはじめ、教員全員に対して心理教育を行うことが必要だったと考えられた。

緊急支援を行っていく場合、どのような事件・事故であるか、前述したように学校の特徴（規模、教職員の人間関係、管理職の意識、その他）、外部に開かれた学校風土の有無などが支援を有効に行う上で、重要な要因となる。このような観点からいえば、当該校から主体的に支援要請がなされるということは、支援側の意見や助言を受け入れてもらいやすく、支援活動はやりやすいといえる。ただしその際、事前に参加者の確認や大まかな支援スケジュールを電話でよいので直接学校の窓口担当と話し合っておくことで、支援の実効性が高まる。

❖ コンサルテーションの視点から

「子どもの心のケア」という言葉の誤解

何かことが起これば、教員は児童・生徒のことをまっさきに考えるということは当然のことであり、対外的にも「子どもの心のケアはどうしているのか」ということが強調され、何よりも児童・生徒に対してのケアが優先される。そして、児童・生徒の様子（変化）は、日常的に彼らに接触している教員が一番よく把握しているはずである。その心のケアのためには、教員自身が自分の状態を認識し、その対処法を理解し、実践していく必要があり、教員に対する心理教育をまず行う必要がある。すなわち、「子どもの心のケア」は「教員の心のケア」でもある。

ところが、一般に教員は、「自分たちは大丈夫だから子どもたちのケアをやってもらえばよい」という認識が強く、子どもたちのケアを「心の専門家」といわれるＳＣなどの第三者任せにしがちであることを、支援を行う側（ＳＣ、ＳＶなど）が自覚しておく必要がある。教員の元来もっている児童・生徒に対する指導力や包容力を無視してやみくもに派遣依頼に応えることは、学校で起こった問題を学校全体の問題としてとらえられず、「心のケア」に歪曲化されてしまうことがあり、対外的に一応何か対応しているというポーズをとらされて終わりとなってしまう危険がある。

例えば、ＳＶが職員会議に参加せずにいきなり子どもたちに会うことは、学校側に「心の専門家が入るので、あとは任せればよい」という丸投げの意識を作り出す危険がある。このようなことを防ぎ、学校側と協力して問題を解決する支援チームを作るためには、あらかじめ職員会議などで教職員全員に紹介してもらうこと、どのような紹介をしてもらうかについても依頼した管理職や教育委員会と打ち合わせておくことが大事である。

緊急支援に出かける前の心構え、準備

学校や教育委員会（コンサルティ）から緊急支援の依頼があった場合、まず、本当にSV（コンサルタント）による支援が必要なのか、コンサルタントが学校に出かける前に細かく聞いて相手のニーズを把握し、問題を見立てる必要がある。また、誰の要請によるもので、その組織内のどういった人たちのコンセンサスを得られているのかということも重要なポイントである。

緊急支援を行うことが決まったら、前述したように学校に出向く前に、SVが直接管理職に電話などで連絡を取り、事態の把握と支援チームのメンバーの話し合いが必要なこと、そして話し合いには養護教諭や当該校のSCも同席してもらうことが必要であると伝える。学校側は緊急支援に慣れていないので、SVがイニシアチブをとり、必要な事柄を提示していくことが必要である。

JCOPY 88002-187

コンサルティの支援要請の感度

日頃から外部の支援が必要となる事態について、ＳＶ（コンサルタント）と教育委員会（コンサルティ）が話し合い、本当に必要なときに依頼してもらうような感覚、認識を管理職に持ってもらうような研修が望まれる。またこうした研修などにより、学校管理職（コンサルティ）の問題対処能力が向上すると考えられる。

専門家がいることの安心感

今回、初期の段階で学校側から支援要請があり、比較的早く支援活動ができたのは、緊急支援としては有効であったといえる。学校にとってＳＶのような専門家がいることの安心感は大きかったと推察できる。コンサルテーションは相手（コンサルティ）の枠組み、意向に沿っていくことであり、相手の論理を受け入れながらコンサルタントの方針を実現していく柔軟性が必要である。

Chapter

8

セクシャル・ハラスメント

本事例は大学に勤務している臨床心理士が執筆した

筆者の勤務する大学では、ハラスメント事案が起こった際にはハラスメント委員会で検討することになっている。筆者は保健室でカウンセラーとして勤務しているが、学内のハラスメント相談員も兼ねており、ハラスメント事案に対してはハラスメント担当者と連携し、対応している。

本事例では、セクシャル・ハラスメントの訴えに対して、筆者がカウンセラーとハラスメント相談員という2つの役割を兼ね、さらにハラスメント担当者へのコンサルテーションを行うという多重な役割をとらざるを得なかった。

本稿は、ハラスメント担当者へのコンサルテーションが有効であった事例である。

❖事例の概要

女子研究生のAさんから、「研究室の歓迎会で飲みに行った。2次会に参加したところ、先輩の男子大学院生が酔っぱらって、胸を触ったりしてきて、襲われそうになった。今日研究室に行こうとしたが、その人に会うと思うと怖くて涙が止まらなくなった。もう研究室に行けない」と、電話で保健室の筆者に相談があった。筆者は「大変な思いをしたね。今後、どうしたらいいのか、一緒に考えましょう」と、来談を勧めた。

翌日、両親と本人が来談し、筆者と別の相談員の2名で対応した。父親は「大学でこのようなことがあるとはどういうことか。先ほど警察に行ってきたが、『「事件性」ははっきりしない、被害届は受け取れない』と言われた。大学としてはどう対応するのか」と大声で立腹していた。Aさんは始終うつむいて、自分から話すこともできない状態だった。

経過

筆者らは両親の了解を得て、ハラスメント委員会の責任者であるB教員に同席してもらった。B教員は、研究室内の事件でAさんを傷つけたことを詫びた上で、「警察で『事件性』がないということだったので、学内で事件の調査を行い、ハラスメントとしての対応を検討する。Aさんには履修や欠席で不都合がないようにする」と説明した。Aさんは研究室に行くのが怖いということだったので、母親がしばらく仕事を休んでAさんのアパートで付き添うことになった。大学側は対策チームを組んで学内の調査を進めることに決めた。

歓迎会に参加していた大学院生は、所属する研究室の教員が聞き取りを行い、後日大学から何らかの対応がある旨を伝えた。また一緒にいた女子学生や関係者らに事実確認を行った結果、大学院生が腰に手を回したという事実はあるものの、胸を触るというようなことは起きていないとのことであった。しかし、Aさんが怖くて大学に出られない状況になっているので、ハラスメントとして対応することになった。

その間、Aさんはアパートからメールで「眠れなくてめまいがする。思い出すと吐き気がしたり、頭が痛くなったりする。院生が研究室にいるなら、会うのが怖いので行けない」と訴えた。B教員によると、「大学としてハラスメント対応するのであればAさんへの事情聴取が必要であるが、現在Aさんは体調不良で外出ができないため、健康状態が改善して大学に来られるようになってから行う」とのことであった。筆者は体調不良のAさんに「大学に来て事情聴取が必要」ということを言い出しかね、まず回復のために医療機関を受診するように勧めた。しかし、Aさんは徐々に症状が悪化し、1ヵ月たっても大学に行けないという状態であった。Aさんから「院生と会いたくない。院生の処分はどうなっているのか」と、調査の進捗状況が気になっている様子のメールがあった。

大学院生も就職活動を控えており、調査の結果がどうなったかが気がかりな様子で、指導教員を通して問合せがあった。しかし、Aさんの事情聴取が頓挫していたため「調査中である」としか答えることができなかった。

Aさんの体調回復を待っていたために、大学院生への対応も進まず、進展のない状態が続いていた。筆者は対応に苦慮し専門家内での検討を行った。

❖対応の問題点と打開策

検討会では、「筆者がカウンセラーとしてAさんの体調を配慮するあまりに、ハラスメント相談員としてハラスメント対応の説明がAさんに行えていないこと」が指摘された。「Aさんの体調を配慮することは必要だが、ハラスメントの申し立てを本人がした時点で、事情聴取の必要性と時期を明確にしておくこと。もし健康状態が不良で本人に伝えられない場合は、保護者に伝えること。また、現時点までの大学での聞き取りの結果を保護者に伝えることが必要」とアドバイスされた。Aさんは飲酒のために記憶があいまいで、事実がどうであったのかがわからない不安感から研究室に行くことができなくなっている可能性があるため、調査結果に基づく事実や今後の方針をAさんや両親に伝えることは、Aさん自身の安心感にもつながると考えられた。体調など細やかな配慮はしつつも、事実関係を確認する上で本人への事情聴取は必要不可欠であり、本人の安全を守り協力して事態に取り組むためにもできるだけ早い時期に期限を決めてAさんからの事情聴取を行うことについて、Aさんや両親の理解を得る必要があるとの助言を得た。

筆者は検討会後、直ちにB教員にコンサルテーションを行った。B教員は両親に連絡を取り、「大学で行った今までの調査では、Aさんが話したように大衆の前で胸を触られるような事件はなかったこと。ハラスメントの調査では、Aさんから直接の事情聴取が必要で、そのために必要なら大学側が外部に出向いて調査を行うことも可能であること」を伝えた。両親は大学の対応を理解したうえで「娘の状態をみると、現時点での事情聴取は無理なので、そっとしてほしい。大学に出られるようになったときに、配慮してほしい」とのことだった。

また、事情聴取後に大学からの説明がなく不安に感じていた大学院生に対して、「事件性」はなかったとはいえAさんに不快な思いをさせたことに対する責任があるので、調査結果を踏まえた対応が必要であると考えた。大学院生には、飲酒の際に気をつけなければいけない注意点について指導を行った上で、教育的指導として、教員も含め研究室のメンバー全員にハラスメントの講習を行った。

その後、大学院生は就職が決まり修了し、Aさんも1年遅れたが当初の目的を果たし就職した。

コンサルテーションの視点から

本事例はカウンセラーがハラスメント相談員を兼ねており、なおかつハラスメント担当者へコンサルテーションを行わなければならないという多重の役割を取っていた。またセクシャル・ハラスメントの場合、その性質上閉じた関係者のみで慎重に対応しなければならない場合が多い。1人で多重な役割を担うことは、それぞれの役割を区別しそれぞれの視点から行動や発言をしなければならないが、当事者へのかかわりに重きを置いてしまい、組織への関与や全体への対応がおろそかになりがちである。多重な役割を避けることは大切であるが、現場ではリソースが不足しており、1

人で支援しながらコンサルテーションする側にもならなければいけない事態が起こりうる。

すなわち、本事例のように1人で何役も行う場合、自分で役割を切り分けていく必要がある。そのためには、自分の立ち位置がわからなくなったときは、守秘義務を守りながら、相談にのってくれるようなスーパーバイザーや他領域の専門家を身近に探しておくことが欠かせない。

「事件性」とは

徳岡光子

セクシャル・ハラスメント（セクハラ）は、「性的嫌がらせ」を意味する。性犯罪からマナー違反まで広い意味で使用されている。本件での「事件性はない」とは、事実確認の結果「強制わいせつ・準強制わいせつ・強姦・準強姦（未遂も含む）などの刑事犯罪や迷惑防止条例違反には該当しない」との判断がなされたと考えられる。しかし、事件として立件できないとしても、被害者の意思に反して、性的な言動によって不快や不安を与えた事実がある以上、傷ついた被害者の保護・支援は必要である。

また同時に加害者への働きかけも重要である。特に、飲酒場面だから許されるといった誤った風潮があるので、加害者へのきちんとした教育的指導は欠かせない。そのためにも、対応する側すべてがセクハラに対する共通認識をもち、被害者、加害者へ対応する役割の分担と連携が大事である。

Chapter 9

虐待

本事例は当該校に配置された臨床心理士が執筆した

筆者が配置スクールカウンセラー（ＳＣ）として勤務している中学校で、性的虐待が疑われる事例の相談を受けた。筆者は生徒の示す症状が悪化していくのをみて、教育委員会の臨床心理士（スーパーバイザー：ＳＶ）に相談し、中学校の管理職に対して関係者会議の開催の必要性についてのコンサルテーションを行った。

学校では、虐待の事実がカウンセリング場面で話されることがあり、ＳＣは通常のカウンセリングを行ってよいのか、それとも虐待ケースとして扱えばよいのか困惑する。本稿は学校で虐待事例に遭遇したときに注意すべき点について述べた。

事例の概要

中学1年生のA子は、父親のドメスティックバイオレンスにより両親が離婚している。半年前から母親の交際相手の男性Bがアパートに同居するようになり、2学期がはじまってしばらくした頃、A子が「Bが胸やお尻を触るようになった」と担任（男性）に訴えてきた。担任は管理職に報告し、学校が児童相談所に相談したところ、児童相談所はA子と面接を行った。その際に「母親に話したら、そのあと触られることが減った」と述べたため、様子をみることになった。その後「A子の元気がないのが気になる」と担任からカウンセリングの依頼があった。

経過

初回面接では暗い表情で、友達関係で悩んでおり、のどや胸が苦しくなると述べていたが、まもなくBが嫌なことをしてくると話しはじめた。「先生に相談したけど、お母さんは『なんでそんなことで騒ぐの』と怒った。最近は部屋ができたので、何もされていない」と話した。筆者は担任にA子は表面上は何もないと言っているが、身体症状を示しており、自分のことがうまく説明できない心理状態であるということを伝えた。

2週間後にA子から希望がありカウンセリングを行ったところ、A子は「テレビをみていたら、Bにうしろから抱きつかれ胸を触られた。『いや』って大声を出したらやめた。お母さんにそのことを言ったら『少しくらい我慢しなさい』と言った。家にいるのが嫌だ。家を出たい」と話した。面接後、担任に事実を伝え、面接を継続することにした。また、児童相談所に再度相談することを勧めた。3回目の面接では笑顔で「今日は遊びたい」とオセロをした。会話は少なく、こちらが近況を尋ねると「まあ」「うん」というあいまいな答えが返ってくるのみだった。

4回目、A子は「先週、手首を切った。担任にも言ったが、お母さんが怒ると思って言わないでもらった」「切ったときは痛くもなかったし、後から『なんで切れてるんだろう』という感じだった。ときどきぼーっとすることがある」と解離症状を認めた。

面接では、明るくふるまう回と、家庭内の深刻な話をする回が交互に現れた。A子はリストカットが続き、精神的に危機的な状況と推測された。Bからの性的虐待は続いている可能性があるが、担任は状況を知っているにもかかわらず、問題を軽視している様子で、児童相談所も現実を把握していないように感じた。筆者は対応に悩み、専門家による検討を行ない、コンサルテーションの方策を検討した。

1ヵ月後には、暗い表情で手首には絆創膏が貼ってあり、「自分で切った。最近、ますます自分が混乱する。死にたい」と語った。筆者は、「つらい思いをしているね。嫌なことがあったら、すぐにA子が助けてもらえるように学校の先生たちにもわかってもらおう」と話した。その後、筆者は担任、校長にA子の状況を説明し、対応を依頼した。校長は母親と面談し「A子がカッターで何度も手首を切っています。Bさんが触るのをやめないと訴えています。この状況が続けば、児童相談所に通告せざるを得ません」と伝えた。

学校内におけるA子の日常的なケアについては、これまで関与の薄かった養護教諭との情報共有や女性教員の関与が重要と考え、管理職に伝え校内体制を整えてもらった。

さらに関係者会議の開催を要請した。関係者会議で、校長、担任、筆者が状況を説明したところ、児童相談所は「通告が正式に行われていなかったので、事情聴取を行っただけであった。今後は親面接を行い、場合によっては一時保護も考慮していく」と事態の深刻さを受け止めた。筆者はA子が元気そうに深刻な様子なくふるまう一方、リストカットをしたり感情の動揺が大きく、ぼーっとする様子は、性的虐待を受けている子どもの特徴を呈していると伝えた。

その後、児童相談所と学校が協力して、虐待が行われないように母親の通所指導を継続してもらった。また、筆者はA子とのカウンセリングを継続し、A子の気持ちを傾聴すると共に、自分で自分を守る方法を一緒に考えた。A子は次第に困ったことを言葉にできるようになり、高校に進学した。

コンサルテーションの視点から

危機的状況の認識

A子が心理的に危機の状況にあるという認識をしっかりもって、性的虐待を止めるための危機対応のモードに切り替えることが必要であった。担任および校長はA子の母親とBの対応を一般的な母子・家族関係と考えており、性的虐待という認識が薄かった。解離症状が疑われるA子の状態を説明することが重要であった。

安心・安全の確保

A子に必要なのは安心・安全であり、本人の心理的成長を見守ったり本人の自己理解の促進を目的とするカウンセリング的な対応だけをしている状況ではなかった。トラウマケアを目的とするカウンセリングは、本人の安心・安全が保障されていないと効果はない。

Ａ子の安心・安全を確保するために、ＳＣのみで対応するのでなく、教育委員会のＳＶにも相談し校長および児童相談所も含めた関係者会議を開催することが必要であった。

校内のサポート体制

Ａ子にとって学校内で安心して過ごせることは重要である。Ｂと同年代の男性である担任はＡ子にとって頼りにしたい反面、脅威であることも考えられ、安心して話せないことは容易に想像できた。女性の教員や養護教諭とＡ子の情報を共有し、ＳＣがいないときにも学校でＡ子を理解してくれる居場所を作る必要があった。

解離症状

性的虐待を受けた子どもは、解離症状を起こすことが多い。つまり傷ついているはずなのに、その事実をなかったことにしたいため、必要以上に明るくふるまうのである。ＳＣはこのような心理機制を教育関係者に伝えていく必要がある。

カウンセラーとして本人の気持ちを聴くことは大事であるが、まずはその子どもの安心・安全が確保されていなければならない。虐待を受けていても、教員の前では元気にふるまっていて、教員は虐待と認識できないことがある。教員にその生徒の状態をどのように伝え、本人の安全を守るためにどう動くかということを具体的にコンサルテーションすることが必要である。

多くの教員は子どもたちの表面的な元気さに惑わされて、垣間見せる問題を帳消しにし、なかったことにしてしまおうという力が働いてしまうことがある。そのことで集団生活がスムーズに流れていくという面もあるだろう。一方、熱心で抱え込みタイプの教員の中には、熱心さのあまり客観的な視点が欠けてしまうと思われる事例に遭遇することがある。担任とＳＣがお互いの専門性を生かして、子どもの行動をどのような視点で捉えているかを明らかにし、お互いの専門性を尊重し合うことが重要である。

学校で虐待が発見されても、事実を重く受け止めず、結果的に虐待が放置されることがある。SCが虐待の事実を知っても、校内の立場や雇用形態によって発言力が弱く、取り上げてもらえないことがあるかもしれない。そのようなときは教育委員会のSVに相談するなど連携して動くことで校内の風向きを変えることができることもある。また、虐待の通告義務に関しては、「学校や教育委員会を通して」と制約を告げられることもあるが、最終的には一人ひとりに通告義務があることを肝に銘じたい。

性的虐待と相談のポイント…………………

徳岡光子

1．女性の性的被害の相談を受ける者は、基本的には女性が担当する方が被害者保護につながる。学校内でたまたま男性教員が生徒の性的被害を知ったときも、女性の養護教諭らに担当を変更したほうがよい。

2．性的被害の相談を1人で抱えこむのは危険である。被害の程度を軽くみてしまったり、家庭を壊すことになるのではと思い、子どもを守るつもりが犠牲にしてしまう場合があるからである。生徒の心理的危機状況を周囲が認めない場合は本事例のように、教育委員会や他の専門家のアドバイスも受けて、関係者会議などで話し合い、認識を深めてもらうことが必要となる。

3．本事例でみられるように、学校現場などでは性的虐待の理解が不充分で、特に虐待の通告義務が浸透していない風潮がみられる。性的虐待に関する情報を学校に伝えておくことが必要である。

4．課題を抱えている子どもたちを1人で支援しようとする抱え込みタイプの教員は「教育熱心な先生」であったり、経験豊富なベテラン教員の場合もある。SCなど他の専門性をもつ者と連携し協働することによって、またその際、役割分担することによって、教員本来の力を発揮してもらえると考える。

5．性的虐待のようなことが起こってほしくないという思いから「否認」という防衛機制が働くことはよくある。また事態を自分の経験則で測って重大性を過小評価することも多い。

6．性的虐待の事実について具体的な詳細を聞き取ることは、本人をケアするために重要であり、性的被害、虐待被害の心理機制を考慮しながら行う。口にするのも恥ずかしいことという思いが強く、また自責の念などもある。「そんなことがあったの」と疑いをもっただけで子どもは心を閉ざしてしまう。また、幼い子どもの場合は事態の意味がわかっていない場合や説明する言葉をもっていない場合がある。身近に相談した人から「そんなことは言ってはいけない」と禁止されてしまう場合もある。せかすことなく、本人の気持ちを受け止めつつ、じっくり話を聴くことが大切である。

Chapter 10

臨床心理士の緊急支援を受けて
―教員の立場から―

多久和　祥司（元公立学校教諭）

筆者が教員として勤務していた小学校で、児童の転落事故が起こり、臨床心理士（スーパーバイザー：SV）による緊急支援を受けた。外部から心理の専門家が入ることで、教職員がさまざまな視点をもつことができ、落ち着いて対応にあたることができた。このような事故が再発しないことを心から願うが、万が一の場合の備えもしておかなければならない。学校事故や地震など突発的な事態が生じた場合、学校がどのように対応すべきかを検討されるときの参考になればと思い、本稿をしたためた。なお事例に関しては、匿名性に配慮して、編集者が修正を行った。

❖ 事故と対応の概要

事故発生

明日から冬休みという終業式の朝、小学校6年女子数人で3階教室のベランダに出てテレビでみた体操競技のまねをして遊んでいたところ、Aさんがバランスをくずして、約10メートル下の中庭に落下した。すぐに救急車で病院に運ばれ、腰椎破裂骨折と診断され緊急手術を受けた。医師の説明では、一生車椅子生活を余儀なくされるかもしれないというほどの重傷であった。事故後まもなく警察と報道陣で学校の中はごったがえした。

経過

事故当日、夜8時から臨時PTA集会を開いて保護者に事情説明を行い、翌日、職員会議を開いて対応の基本方針を決定した。以後、主な取り組みは次の通りである。

①事故に対応する学校・PTA・教育委員会の協力体制の確立

2日後にPTA評議員会を開催し、保護者による事故防止についての協議が行われ、同日、PTA・教育委員会・学校3者による事故防止連絡会を立ち上げた。

②児童の心のケア

学校に配置スクールカウンセラー（SC）がいなかったため事故翌日に、臨床心理士会への緊急支援を要請し（要請の経緯は後述）、SV（2名）と協働して児童や職員の心のケアにあたった。

③Aさんと家族のサポート

入院先の病院にAさんと家族を支える校内サポートチームを作ってもらうよう依

頼した。

④事故再発防止対策の推進

学校・PTA・教育委員会が協力しながら学校を安全な空間にしていく取り組みを大急ぎで行った。これは教育的な観点と建築的・物理的観点の両方から進めた。前者については、安全教育活動への児童の参加を重視し、校内安全点検や危険予知訓練を行った。後者については、校舎2階、3階すべての教室に転落防止用の手すりを設置した。また、花壇のブロック撤去など校舎内外の危険箇所の修繕を行った。なお、事故防止対策については建築士の助言も得た。

❖ 事故当日にみえてきた課題

子どもたちのケア

事故当日午後、転落したAさんと一緒に遊んでいた女子4人に対する警察の事情聴取がはじまった。1人の刑事が「Aさんの一番近くにいたBさんは図書室で、他の3人は教室で事情聴取します。Bさんは1人なので女性教員に立ち会っていただきたい」と言った。筆者はそのときはじめて「立ち会い」の必要性に気づいた。

教室で児童3人の事情聴取がはじまった。筆者は担任として、真ん中に座って耳を澄ませている。Cさんが「Cちゃん、Aさんと仲たがいしていたってことはないの?」と聞かれ、Cさんは黙ってしまった。筆者は「刑事さん、それは事故とは関係ありません」と遮った。1人で3人の事情聴取に立ち会ってしまったことに動揺した。隣の部屋で1人事情聴取を受けたBさんには、女性教員に連絡がつかなかったため、立ち会いがついていなかった。

事情聴取は終わり、夕方から調書の確認作業が行われた。今度は、4人の女子すべてに教員の立ち会いをつけた。刑事が調書を読み上げる。「事故にあったAさんは明るく活発な子どもで自殺なんてことは考えられません。一緒に遊んでいた私たちはとても仲良しで、決してAさんを突き落したりした事実はありません」という文言があり、聞いて驚いた。「刑事さん、これいるんですか。子どもは傷つきますよ」と聞く

JCOPY 88002-187

と、「いちおう調書のスタイルがある」という返事だった。このとき、子どもたちの心理的ケアが緊急に求められていると認識した。転落シーンを目撃した他の児童も数人おり、この子たちにもケアが必要と考えられた。

保護者の動揺と不安

テレビのニュースや子どもたちの話を聞いて保護者や地域の人たちも動揺しているに違いない。職員の中から「今夜にもＰＴＡ総会を開くべきだ」という声があがった。学校にかけつけたＰＴＡ会長と相談し、当日夜8時から緊急のＰＴＡ集会を開くことになった。ＰＴＡ集会では「事故の再発防止対策を急げ」「子どもの心理的ケアを行うべき」という意見が出た。ＰＴＡと学校、教育委員会が一緒になって対策を考えるということで集会を終えた。事実認識を共有し、一緒に考えていこうという姿勢を学校側がみせたことで、大きな混乱は回避できたのではないかと感じた。保護者の発言内容を要約すると次のようになる。

①今の学校に子どもたちを登校させることに不安を感じる

②子どもたちの心の傷の深さが心配である
③どんな対策が可能なのか不透明である
④教職員の指導の甘さに対して不信感がある

これらの保護者の不安や学校に対する不信感を取り除いていくためには、
①学校を安全な空間にしていくこと
②子どもたちの心理的ケアを十分に行うこと
③取り組みを皆のものにしていくこと

などが必要と考えられた。

被害者Aさんと家族に対するケア

教職員も子どもたちも保護者も一番心配したのはAさんのことであった。治療は病院に任せるしかないが、家族のケアについてはしなければならないことがたくさんあった。家族へのお詫び、病院での付添い、医療・福祉の手続きや援助など。長い療養生活が予想されるので、Aさんと家族にさまざまな困難や心理的動揺が生まれるこ

JCOPY 88002-187

とを想定した支援を考えなければならなかった。

マスコミや警察対応

事故当日，事情聴取を終えた児童が学校からの帰宅途中で取材を求められた。幸い，そばにいた児童が「取材は学校を通してください」と言ってその場を救った。マスコミの取材や警察の事情聴取は今後も続くであろうと考えられ，対応の仕方を決めておかなければならないと感じた。

体制の確立

このように山積する課題をのりきる体制を短時間で確立しなければならなかった。事故翌日に緊急職員会議が開かれ，教育長も参加した。混乱のさなか，私たち教員が冷静に事態に対処するためには，事故が投げかけた問題の本質をつかみ，今後どのように対処するのかという見通しをもたねばならなかった。朝から夕方までの長い職員会議が続いた。この職員会議のねらいは次の点であった。

①事故当日は職員が対応に追われ、全員が一堂に会して話し合うことができなかったので、事故状況について一致した認識をもつ
②事故防止対策について動きだせる体制をつくる
③子ども・保護者、警察、マスコミなどに対応する体制と任務分担を決める

臨床心理士会の緊急支援

支援要請の経緯

翌日の職員会議で議論になった点の1つは、子どものケアをどうするかということであった。「すぐに家庭訪問すべきだ」という意見が出されたが、家庭訪問をして、いったいどのようなケアをしたらよいのかわからなかった。「Aさんの学級では状況が違う」という意見もあり、心理的ケアといっても容易な課題ではないことが浮き彫りになっていった。そこで専門家の意見を聞いてみようということになり、筆者が知

り合いの臨床心理士（SV）と連絡をとった。その日の午後3時半には臨床心理士会を通じて2人のSVが学校に駆けつけてくれた。さっそく子どものケアをどうするかという話し合いがもたれた。さらに、職員のケアのためのミーティングがもたれた。職員が一堂に会して、事故発生時、自分はどこで何をしていたか、事故を知ったときどう感じたかなどを出し合った。

緊急支援の効果

1．職員集団のまとまりを生み出したミーティング

SVが発した「職員のケアが大事」という指摘にはハッとさせられた。筆者の頭の中には、そういう発想はまったくなかった。山積する難問を短時間のうちに、しかも学校に対する不信や誤解がうずまく中で解決しなければならない。そのことで頭がいっぱいだった。

考えてみれば、職員一人ひとりの痛みをお互いわかりあっておかないと、立ち向かえないほどの大きな困難に直面していたのだ。SVの「職員のケアが大事」という指

摘で開けた視界は、私たちがそれぞれの仕事を遂行するとき、仲間の置かれている状況や困難を視野に入れることになった。個人的な経験から言うと、こういう場合、仲間同士が責任のなすりつけ合いをしたり、日常の摩擦が一挙に噴出してギスギスした関係が生まれやすい。困難に立ち向かうために職員が助け合うというソーシャルサポートがうまく機能したのは、この日のミーティングの成果であろう。

2．安心感を生み出す

専門家の支援を受けているということで教職員は安心して働けるようになった。この場合の安心感とは次のような2点が考えられる。

①専門家の介入により、子どもの心理的ケアについては確信のもてる対策を打てたという安心感と自信。「安心の基地」を得たような気持ちになったのは筆者だけではないだろう。

②SVという専門家が加わったことで、隊列に厚みができたこと。学校、PTA、教育委員会という日常的なつながりのうえに、たった2人のSVが加わっただけだったが、学校の中に大きな安心感と連帯感を生み出した。保護者の側からみる

と、もっと大きな安心感や信頼感、学校のやる気を感じさせるものとなっただろう。加えて、支援に入ったSVが1人ではなく2人だったことが大きい。両氏の感じ方の違いやそれをすり合わせていく会話が、みんなが円卓についているという感じをもたせた。

人権尊重という視点

SVからの「事故にあったAさんの家族の了解を得ながら取り組みを進める」という指摘で開けたのは人権尊重という視界であった。これは私たちが被害者と家族への対応や事故再発防止対策を進める上で非常に重視した点であった。いくつかポイントを挙げてみる。

①Aさんの容態を知りたいという子どもや保護者の声に応えるとき、家族の了解を得て行う。

②PTA総会を開いたり、学校・PTA・教育委員会の連絡会を開いたりという対応をAさん家族の了解を得ながら行い、結果についても家族にきちんと報告す

る。家族にとって周囲がどのような動きをしているかということがわかることが、安心と信頼につながる。

③情報を公開することで無用な混乱をさけることができる一方、Aさんと家族のプライバシーも尊重しなければならないという矛盾に留意する。

④事故については職員だけでなく保護者も地域の人々もみんなが心を痛めている。そのことを視野に入れながら、一人ひとりの受け止め方や考え方を大事にしていく。

⑤取り組みの中心となる学校職員と児童との関係の深さ、家庭の状況などそれぞれの条件を考慮する。

⑥話し合いと決定については徹底した民主主義を貫く。

初期対応という視点

事故当日は、マスコミや警察など外部の動きがめまぐるしく、筆者ら教員は状況の展開についていけなかった。翌日の職員会議でやっと体制を整えつつあるところへSVから「初期対応は72時間以内が勝負」という提言を受けた。これによって、自分たちが取り組もうとしていることを「初期対応」という枠組でとらえることができた。これがなければ私たち教員の対応はもっとテンポのゆっくりしたものになっていたかもしれない。

臨床的ケアの実際

子どもの心理的ケア

子どものケアについて私たち教員が感じた困難・課題は3つあった。第1は、ケアの必要性は感じるがその方法がわからないこと。第2は、冬休みに入っており、子どもと出会えないこと。第3に、冬休みが明けて3学期をどのようにスタートしたらいいかということであった。SVと協働で行った取り組みは主に2つである。

1．心の健康アンケート調査の実施

①第1回目調査

第1回目の調査は、事故の2日後に行い、調査用紙は福岡県の例を参考にした。保護者宛の文書をつけ、職員が手分けしてPTA地区委員に届けた。保護者宛添付文書には「事故のことが忘れられない、眠れないなどの症状はこういう場合に起きる『正常な反応』であること、子どもの様子を注意してみてほしいこと」などを書いておいた。

3日目にアンケートを集計し、SVが中心になって分析を行った。結果は特別なケアを必要とする児童はいなかったが、事故現場にいた児童を含めチェック項目がまったくない児童は「否認」状態にあるかもしれないので注意深く見守っていくことになった。また、それらの結果を全保護者宛に文書で送り、児童への手紙も添付した。

②第2回目調査

約1ヵ月後に第2回目の調査を行った。分析の結果、特に心配な児童は見当たらなかった。チェック項目の多い児童が若干おり、その後の観察を続けることにした。

2. 始業式当日の学級会

始業式後に、クラスごとに話し合いを行った。A子のクラスでは、児童は円形になり椅子に座った。教員3人も加わって、簡単なゲームで体と心をほぐした後、「冬休みの間どんな気持ちで過ごしたか。今どんな気持ちでいるか」などを出し合った。この中では，「最初はすごく心配したけど，Aさんの顔をみたり，よくなっているという話を聞いて安心した」という声が多くあり，Aさんの回復が何よりの癒しとなっていることを感じた。

Aさんと家族のケア

Aさんの医療的ケアは病院に任せるしかないが，心理面でのケアについてはチームで取り組む必要があると感じていた。Aさんと家族が遭遇するであろう困難は，

①Aさんが事故で受けた心理的ダメージの回復と「けが」や「障がい」の受容
②Aさんの回復途上で生じる家族の動揺
③家族がしなければならない医療や福祉に関する煩雑な手続，およびそこから生まれる動揺と混乱

などが考えられた。

学校はどのように家族を支えるかであるが，学校がどのような姿勢で，どんな内容

で家族を援助するかが大事である。第1に、事故原因については指導の甘さを素直に認め、事故再発防止に向けて真剣な取り組みをはじめる。第2に、Aさんと家族および子どもたちを中心に据えて援助と対応を考える。本人の回復状況に伴ってどのような問題が発生するか予測しながら対応を考える。

今後、Aさんは事故のショックや将来のことなどさまざまなことで心を痛めるであろう。本人の動揺は家族の動揺にもつながる。そういう場合の心理的なケアや具体的な支援を考えることが必要である。

❖ 事故再発の防止対策

事故再発防止の取り組み

事故再発防止対策の取り組みも、被害者の家族や保護者の不安と動揺を最小限にとどめるうえで大きな因子である。

事故後3日目に開かれたPTA評議員会の討論は、事故の原因分析と対応についての「教育的観点と物理的観点の両面から考える」と整理されていた。しかも、教育的観点について、

①子どもたちを危険から遠ざけるという方向だけで考えるのではなく、危険回避能力や危険予知能力を育てるということを学校と家庭が協力して行わければならない

②事故再発防止対策は教師や大人が決めて子どもたちに徹底させるという方法ではなく、子どもも参加し一緒に考えていくことが重要である

と指摘された。

そこで、事故再発防止対策に取り組む視点として、

①学校は命を預かる現場だという視点

②人間の注意力や教師の指導だけに頼って事故を防ぐという発想だけでは不完全

③事故再発防止対策は職員や保護者・教育委員会が協働して取り組む

④「当事者」は大人だけでなく、子どもも参加するという取り組みを進めることが必要と考えられた。

取り組みの実際と心理的効果

事故防止対策については建築士にもかかわってもらい、校内危険箇所のチェックと改修、2~3階の教室に転落防止用手すり設置、Aさんが登校をはじめたときのためにトイレに手すりを設置し、児童の危険回避訓練(KYT)を行った。教育委員会が教室やトイレの手すり設置など迅速な対応を行ったことは、保護者や地域の人々の中に大きな安心感と信頼感をかもしだした。

❖本事例における対応のポイント

初期対応

事故当日の臨時PTA集会、PTA評議員会をはじめ、迅速な初期対応が余計な混乱を防いだ。事故翌日の職員会議で総合的な対策を打ち立て、見通しをもった対応を進めたことが重要であった。事故当日も含め4日間の間に検討したことが後の展開を容易にした。

専門家の支援

SVによる緊急支援の効果は大きかった。専門家がもっている知恵や技術にいつでもアクセスできる体制の重要性を痛感した。心理士だけでなく建築士の援助も仰いだが、その効果は3つある。1つは専門家の支援により、的確な対応策を考え出すことができること。2つ目は、職員だけの長い議論や対立を回避できるということ。3つ目は、職員や保護者に大きな安心感と連帯感をもたらすということである。

個人や組織をつなぐ連携

今回の事故処理には多くの個人、団体、組織がかかわった。こうした連携により、専門家の意見をはじめ多くの知恵と力を結集することに成功した。団体や個人をつなぐリエゾン機能に留意して進めた結果であろう。教育委員会、PTA、学校、臨床心理士会などの組織・団体の独自性と自主性を尊重しながら連携し合うことができた。

職員集団のまとまり

前例がない中、手探りで対応を考えなければならなかったが、本事例では職員が一致して事態に対処でき、各人の持ち味をいかんなく発揮できた。日常の協力態勢があったことに加え、SVの支援により互いの気持ちを尊重しながら対処することができたことが大きい。

保護者との日常的なつながり

小さな学校であることもあって、日常的に学校と保護者のつき合いが深く、子どもを中心において協力し合う関係が築かれていた。今回のような「非常事態」が起きると「学校のありよう」がいっぺんにみえてくる。学校と保護者とのつながり、学校と教育委員会とのつながり、職員と子どもたちとの関係など、職員一人ひとりの気持ちや人権に配慮して対応を進めたことが成功の基盤になった。

人権尊重

「非常時」では、誰もがストレスを抱え、神経が逆立つ。しかし、やるべきことはしなければならない。こういう事態だからこそ、摩擦や誤解を最小限にとどめる視点をもたなければならない。子どもや保護者・職員一人ひとりの気持ちや人権に配慮して対応を進めた。

記録と分析

事故発生当初から詳細な記録をつけることにした。行動の記録はもちろん、会議の議事録も残した。このことは2つの点で重要である。1つは、取り組みの到達点と課題を明らかにするという科学的・客観的な分析に欠かせないということ。迎える局面をどう読むか、大局的な見地で考える重要な資料となる。第2に、ふりかえりや教訓化していくときの重要な手がかりともなる。

事故の教訓化

今回のような事故は過去にも起きていた。事故が発生した場合の対応に関する事例集や手引きなどが必要であろう。事故を教訓化し、広めていくということは当該学校と教育行政が負わねばならない責務であろう。

幸運

本校の事故対応を教訓化してもらうときに次のようなことに留意していただきたい。事故発生日が冬休み前日であったため、その後の対応に十分な時間を割くことができた。小規模校であり、日常的に凝縮性の高いコミュニティを形成していた。被害者の回復が早かった。臨床心理士会とすぐに連絡がとれたなどさまざまな「幸運」が重なっていた。

❖支援による主体的な対応がもたらしたもの

本稿では臨床的な視点から筆者らの取り組みを振り返ってみた。筆者にみえてきたものは「学校のありよう」であった。なかんずく，職員集団のありよう，職員と子どもたちとの関係，職員と保護者・地域の人々との関係，学校と地教委との関係など，学校というのは大きな広がりをもつ関係性の中に存在するということであった。日常ではあまり意識しないが，こういう場合には学校というものが大きな広がりをもってみえてくる。子どもが育つ場（場面）を周囲の大人たちがどう力を合わせてつくっていくか。つまり，「子どもを真ん中においた」大人と子どもとの協働という視点である。そういう点での積み重ねがこの学校の財産としてあったということは，本校のケースを分析するにあたって看過できない因子であろうと思われる。

ＰＴＡの対応を例に挙げてみる。前述のＰＴＡ評議員会（教職員ぬき）の討論は，事故の原因分析と対応について「教育的観点と物理的観点の両方から考える」と整理され、冷静かつ教育の条理に沿った問題提起に驚愕の感を禁じ得なかった。

地方教育委員会の支援も心強かった。事故発生直後から教育長が先頭に立って対応した。Aさんと家族に寄り添う姿勢は筆者らを励ました。教育長自ら職員会議やPTA総会に出席し、直接対話を図ったことで無用な混乱を回避できた。さらに、教室やトイレの手すり設置など迅速な対応が保護者や地域の人々の中に大きな安心感と信頼感を醸しだした。

このように、臨床心理士会をはじめ多くの人々が事故対応に心を砕いてくれたおかげで、複雑な事象に多様な視点で臨むことができた。今後、このような事故が再発しないことを心から願うものであるが、万が一の場合の備えもしておかなければならない。

緊急支援をする立場から

大西俊江

本稿は、支援を受けた学校側からの視点での報告書である。被害児童の担任である教師が、実に綿密かつ、詳細にまとめた報告書であり、われわれに多くのことを伝えてくれている。心の支援ということだけでなく、建物上の問題は建築士に支援を求めるなど、不慮の事故を今後に活かしていく取り組みが、丁寧になされている。

本章Chapter ７で支援要請が当該校からなされる場合とそうでない場合とで、コンサルテーションの有効性に違いが生じることを述べた。本事例は、担任教師とＳＶが知己であったことで、すでに信頼関係があり、ＳＶらの提案がスムーズに受け入れられた。教職員のケアが優先されることの説明も受け入れられ、まず教員に対して心理教育を実施し、情報を共有することにより、教職員の安心感、凝集性、児童への対応への協働などを促進することができた。報告書の随所にあらわれているように、学校の中でキーパーソンとなる教師がいて、管理職の信望も厚く、教職員全員が一致団結して危機対応に取り組むことができたといえる。

コンサルテーションは、まずはコンサルティとコンサルタントとの信頼関係の有無、コンサルタントが状況をいかに客観的に把握し、見通しをもって支援していくことができるかが重要であるが、本事例はそれを実践した好例である。

あとがき

私たちは、それぞれの臨床現場において緊急事態にどのように対応していったらいいのか、適切な危機介入はどのようになすべきか、どのようなコンサルテーションが有効であるかなどについてともに考える場(仲間)の必要性を感じ、2004年6月より、毎月1回10人ばかりの小人数で事例検討を中心とした「コンサルテーション研究会」を開催してきた。研究会は、現在までの10年間に100回に及んでいる。

参加メンバーは精神科医、産婦人科医、元家裁調査官、臨床心理士（SC経験者）である。当初から参加している者は4名、若い臨床心理士は延べ8名で入れ替わりしつつ今日に至っている。また、検討事例はSC事例が中心であるが、医療機関や施設、企業などでメンバー自らがかかわったものもある。

筆者自身、臨床経験は数十年重ねてきたが、コンサルテーションに関する実践は近年になってからである。それまでは、学生相談や大学の心理相談室などで悩みを抱えて来談した人への個人カウンセリングが中心であった。しかし、臨床の場が教育、福祉、産業など多領域にわたるようになり、学校全体、組織全体への働きかけが求められるようになってくると、カウンセリングでは対応できないことを実感するようになった。また、いじめや虐待など関係機関との連携が必要な事例や、時間的制約のあるSC活動や組織の管理職からの相談、福祉施設の職員からの相談などには、コンサルテーションの技法が重要であることを痛感した。

臨床経験の多寡を問わず、絶えず変動している現場において、自らのかかわりが適切であるのか、あるいは誰に対して、どのように支援していったらいいのか苦慮したり、当惑したりすることは少なくない。特に週1回、ときには月に1回しかかかわることができない臨床現場では、その間に事態は大きく変化しているということもまれではない。緊急事態、危機的場面に出会ったとき、冷静にしっかり対応するためには、経験の積み重ねと事例の客観的な振り返りや研究会の仲間からのフィードバックが貴重であり、研究会での検討を通して臨床家としての力量を高めていくことができたように思う。

また、研究会では、今まさに直面している事例に対する検討や、しばらく1人で抱えていたケースに対して、客観的なコメントを求めたいと考えて事例を提出し、メンバー相互に意見を述べ合い、各人の視点から事例の理解を深め、検討を行ってきた。特に、若い臨床家の発表では、事例の理解や支援をしていく上で重要な情報が何かをメンバーが質問し、一緒に考えていくことで実に多くのことを学ぶことができた。このような事例検討を重ねていくなかで、コンサルテーションのコツともいえるものがメンバー間で共有され、臨床の場で活かせるようになった。

本書は、研究会の1つの節目として、これまでともに検討してきた事例の一部をコンサルテーションの観点からまとめたものである。私たちの拙い研究の一端が、関係領域で活躍されている人たちにとって少しでも役に立てたら幸甚である。

本書をまとめるにあたって、まずは、私たちが直接出会ったクライエントの皆様に心からお礼申し上げます。また、学校現場で、ともに悩み、考え、協力していただいた先生方、保護者の皆様に感謝申し上げます。

本書に「スクールカウンセリング場面での危機対応」の転載を許可していただいた

金剛出版編集部、「臨床心理士の緊急支援を受けて―教員の立場から―」という貴重なご寄稿をいただいた多久和祥司氏にお礼申し上げます。

本書の編集に関しては、島根県立心と体の相談センター所長 小原圭司氏には貴重なご指摘・ご助言をいただきました。ここに感謝申し上げます。さらに、綿密な編集・校正とともにすてきなデザインを作製していただいた林峰子編集長をはじめ、新興医学出版社編集部の皆さまに深く感謝します。

2015年 春 大西俊江

索　引

©2015　　第1版発行　2015年5月1日

学校危機とコンサルテーション
いじめ・虐待・体罰・性的被害・犯罪・事故・自殺
（定価はカバーに表示してあります）

編集　細田眞司
　　　大西俊江
　　　河野美江

検印省略

発行者　林　峰子
発行所　株式会社　新興医学出版社
〒113-0033　東京都文京区本郷6丁目26番8号
電話 03(3816)2853　FAX 03(3816)2895

印刷　株式会社 真興社　ISBN978-4-88002-187-4　郵便振替 00120-8-191625